L'HÔPITAL
ENTRE DON ET DETTES

Questions contemporaines

Collection dirigée par Jean-Paul Chagnollaud, Bruno Péquignot et Xavier Richet

Chômage, exclusion, globalisation… Jamais les « questions contemporaines » n'ont été aussi nombreuses et aussi complexes à appréhender. Le pari de la collection « Questions contemporaines » est d'offrir un espace de réflexion et de débat à tous ceux, chercheurs, militants ou praticiens, qui osent penser autrement, exprimer des idées neuves et ouvrir de nouvelles pistes à la réflexion collective.

Dernières parutions

Dr Georges-Olivier Carissimo, *Le juste soin. Adapter le système de santé à la réalité épidémiologique et démographique*, 2020.

Régis CHRISTIN, *Le crépuscule du modèle politique et administratif français*, 2020.

Thierry BERGER, *Famille, où vas-tu ?*, 2020.

Yves GUERMOND, *La citoyenneté à travers la géographie*, 2020

Erik LOUIS, *Pour en finir avec le peuple*, 2020

Yvon QUINIOU, *L'inquiétante tentation de la démesure, L'homme face à la nature et à lui-même*, 2020

Roger BENJAMIN, *Fondement philosophique et social du socialisme*, 2020

Dominique VIDAL (dir.), *Les nationalistes à l'assaut de l'Europe*, 2020.

Alexandre BAUMANN, *Effondrement, burn-out et échec scolaire*, 2020.

Romain STEFFENONI, *Antispécisme, l'animal moral*, 2020.

Abdoulaye NGOM, *Migration clandestine sénégalaise vers l'Europe. Enjeux, déterminants et perspectives*, 2020.

Charles Perez, Karina Sokolova, *Prison numérique. Mise en lumière de quelques nuances sombres de notre société numérique*, 2020.

René MUZALIWA MASIMANGO, *La juridification du politique*, 2020.

René MUZALIWA MASIMANGO, *Enjeu des théories des crises politiques*, 2020.

Annie FESSAGUET-FONTANET

L'HÔPITAL
ENTRE DON ET DETTES

L'Harmattan

De la même auteure

Les enfants d'Adam et Eve. L'arbre de la connaissance,
Editions Amalthée - Nantes 2015

5-7, rue de l'École-Polytechnique – 75005 Paris
www.editions-harmattan.fr
ISBN : 978-2-343-21476-4
EAN : 9782343214764

« …Au moment où nous écrivons, ce n'est pas la vérité factuelle que nous cherchons à établir, mais à restituer l'effet qu'à produit sur nous tel ou tel évènement – parce que cet effet continue d'opérer à chaque instant dans notre vie d'adulte – à chaque instant… »

Lionnel Duroy - Nous étions nés pour être heureux

« …Mais parmi tant d'audaces déjà à demi-mortes, parmi tant d'originalités partagées par tant de foules, je défendrai volontiers une esthétique de l'évidence. C'est le banal qu'il faut montrer, parce que c'est lui qu'on ne voit plus, à force d'habitude et de familiarité. La dernière chose que voit le préfet Auguste Dupin, dans la lettre volée *d'Edgar Poe*, c'est la feuille de papier froissée négligemment abandonnée au beau milieu de la table… Ce qu'on tait… ces ancres de l'esprit du temps, jetées dans des eaux trop claires et qui commandent, mais secrètement, de leurs abimes sous-marins, avec leurs câbles et leurs bouées, les vagues superficielles de notre existence quotidienne… »

Jean D'Ormesson – Au plaisir de Dieu

« …À chaque fois que la référence à la vérité de la parole vacillait, chaque fois que le mensonge passait de l'ombre à la lumière, chaque fois qu'il n'y avait plus rien à dire, il ne restait plus aux dominés qu'à fuir et aux dominants à tuer…Double discours de l'image véhiculée et de la réalité du contrat narcissique, du pacte dénégatif et de sa liaison… »

Christian Geffray – Le Nom du Maître

« …Ainsi est le désir, à l'origine de toute vie humaine, à l'origine de la question de chaque sujet, on pourrait même dire de tous les ratés de l'humanité, qu'ils concernent le rêve, le lapsus ou le mot d'esprit, aussi bien le meurtre que le rassemblement des foules ou l'amour de deux êtres. On dit même que ces deux-là se ressemblent comme la foule tient par son trait d'identification à son leader… »

Éliane Pamart – L'en-je lacanien 2009

« Il faut apprendre à écouter ce que l'on ne vous dit pas. »

Proverbe africain

SOMMAIRE

AVANT- PROPOS 19

Chapitre I : Il était une fois l'hôpital 25

Instituer 35

Là où le symbolique voilait le réel du corps par un imaginaire partagé 45

Lieu des discours et du regard de l'Autre 51

Un lieu de rencontre avec la vie, mais aussi avec la mort 61

Malaise à l'hôpital 69

Le symptôme, un révélateur 81

Le don et la dette 89

Corps institué et corps objet 95

Crise de la culture ou malaise dans la civilisation ? .. 105

Les signifiants de la culture 113

Chapitre II : Patients - professionnels : une rencontre 121

Les soignants, des personnes singulières 123

Les patients, une demande de réparation et d'une aire de repos 131

L'accueil, les rituels, connaissance et reconnaissance 137

La culture, les références et les aléas de la réalité 147

Les soignants en prise avec le coût de la liaison somatique 159

Les impasses de la culture – le maintien d'une position infantile 169

Un travail d'historisation 177

Silence hôpital : l'hôpital traite l'indicible et l'impensable. 185

Un changement de paradigme 191

Et puis, il y a eu la pandémie liée au coronavirus..... 197

Chapitre III : Peut-on refonder l'hôpital ? 201

Hôpitaux des villes – Hôpitaux des champs 203

L'organisation du travail, des corps institués entre réalité et entraves 209

Un chemin épineux de reconnaissance du don de soi..219

Des paradoxes sur une courbe de Gauss 225

Médiation de la crise et du conflit 231

Y-a-t-il une vie avant la mort et comment vivre mortel ? 239

Réactualiser une réflexion entre tradition, modernité, altérité 245

La honte et la culpabilité en héritage 253

Un long chemin de connaissance 261

Reprise de la problématique et des hypothèses 267

Alors, une conclusion qui n'en est pas une, peut s'écrire… 277

Épilogue 281

Remerciements 287

Bibliographie 289

Filmographie 293

Émissions télévisuelles 294

AVANT- PROPOS

Alors que je tentais de reconstituer et comprendre les nœuds de choix professionnels articulés à une trajectoire personnelle, ma mère mourut et personne ne s'y attendait. En ce début d'année, elle a sommé Atropos de prendre en compte son désir de ne pas se dégrader outre mesure, au point d'être obligée de finir ses jours dans un établissement hospitalier pour personnes âgées dépendantes (EHPAD), haut lieu pour elle et dans ses représentations, de maltraitance et de dégénérescence. *Il n'y a que des vieux* dans ces EHPAD disait-elle avec un déni rare et ironique de ses autoritaires 98 ans. À la suite d'une chute, elle a convoqué la mort, elle ne l'a pas invitée, elle l'a convoquée. Thanatos a répondu à ses appels au bout d'un mois d'importantes souffrances. Nous pensions tous qu'elle allait pouvoir fêter ses 100 ans dans l'énergie qui avait toujours été la sienne, mais, elle n'a plus souhaité vivre après une fracture du col du fémur, être à la charge de ses enfants. Elle souhaitait ne rien leur devoir et remettre à zéro la dette intergénérationnelle. Cependant elle laissa à son dernier fils, ultime ironie du sort, l'injonction d'un procès à instruire pour la défendre post mortem, procès à instruire contre les brancardiers qui n'avaient pas prévenu la chute et l'hôpital qui l'avait renvoyée chez elle à 4 heures du matin. Mon texte prit une dimension inattendue en réaction à ce deuil, écrivant un nouveau chapitre, mais, par deux fois, deux incidents techniques le supprimèrent, laissant un blanc et un recommencement à réaliser. Écriture parfois critique, je mettais des mots sans fioritures sur mes sentiments d'enfant, d'adolescente, quelques défaites et ratages, mais écrire m'a permis de commencer à comprendre le contexte, de nuancer et d'élaborer les choses.

Dans leur enfance d'entre-deux-guerres, mes parents habitaient dans la banlieue lyonnaise et la proximité de leurs habitations fut sûrement le plus court chemin pour fuir une atmosphère familiale étouffante. Ma famille paternelle quitta dans les années 1920 un petit village du Limousin situé aux frontières de la Creuse, de la Corrèze et de la Haute-Vienne. L'histoire dit que mon père est né sur le chemin entre Faux la Montagne et Lyon, à St Étienne, terminant par là même la marche forcée de ses ancêtres maçons et débutant leur exil de l'intérieur. Ils fuyaient l'indigence d'une terre avare et l'inculture d'un milieu familial étroit, fermé sur lui-même. À l'ère industrielle, les maçons du Limousin, prirent le goût des villes et le dégoût d'une condition de paysans pauvres et ils devinrent citadins. Mon arrière-grand-père avait appris à lire, à écrire et le goût de l'entrepreneuriat qu'il ne légua pas à son petit-fils. Il prit un statut d'artisan et créa sa propre entreprise.

Jamais nous n'entendîmes dire du mal, dans les temps de repas, du métier de maçon, au contraire, nous avons été élevés dans l'idée qu'il s'agissait d'un art noble, d'un métier de fondations avec la géométrie comme référence à l'élévation de nos idéaux. Cependant, mon père fit faillite et ne put jamais construire sa propre maison. C'était pourtant un excellent artisan, artiste, expert, soucieux de ses clients, mais très mauvais commerçant. Il répétait sans cesse qu'une maison n'est solide que grâce à ses assises et il creusait sans fin à la recherche de l'ultime fondation. Il était fier de son nom, mais il avait été éduqué par un père extrêmement rigide et une mère asthmatique, insuffisante respiratoire, qui du fond de son lit donnait ses ordres à cet époux sévère avec tout le monde sauf avec elle. Mon père coupa là, au début des années 1970, par la perte d'une entreprise à son nom les liens d'un héritage qu'il ne pouvait plus assumer.

Les traces de la venue de ma famille maternelle à Lyon sont plus difficiles à retrouver. Une branche avait choisi de quitter l'Alsace et la ville de Colmar en 1870 pour garder la nationalité et l'identité française. L'autre branche se perdait et se perd toujours dans les brumes du Nord Pas de Calais, voire des Flandres. Ma grand-mère entrepreneuse, se retrouva à la tête d'un très petit atelier de soierie et tissage, je ne sais pas de quelle manière. Ma mère à qui aurait dû être transmis cet atelier ne put pas, non plus, l'assumer à la fois parce que le tissage traditionnel faisait place aux tissus synthétiques industriels et parce ce qu'elle était bien trop absorbée par sa vie familiale. Peu soutenue par son entourage, elle vendit l'atelier et devint mère au foyer.

Les années 1970 que j'ai beaucoup aimées, qui me paraissent si proches et qui appartiennent maintenant à un passé de plus en plus lointain, ont été fondatrices de mon évolution. Un jour s'est présenté à la porte de la maison de mes parents, un jeune artiste de l'école des Beaux-Arts qui vendait pour se faire un peu d'argent de poche des dessins de poulbots alors en vogue à cette époque. J'ai souhaité entrer aux Beaux-Arts, pas forcément pour de bonnes raisons. Sur les conseils de ma mère, j'ai renoncé finalement assez vite. Alors lorsque dans le cadre de l'orientation scolaire, il me fut dit qu'être manipulatrice en radiologie demandait que l'on sache dessiner, je me présentais à l'école, sans savoir qu'il ne s'agissait pas là d'art, mais de savoir dessiner le réel à l'os de l'anatomie. De plus, comme mon père était professionnellement en difficulté, ma mère nous encourageait vivement à trouver rapidement un métier pour contribuer aux frais de la famille et à trouver un emploi sans risque de faillite. La place de fonctionnaire était parfaite pour cette sécurité d'emploi. Nous faisions face au réel.

J'ai donc commencé ma carrière comme technicienne dans un service d'imagerie médicale sur un malentendu. Je la terminerai, avec une expertise des conditions de travail et de la dynamique des groupes hospitaliers. Avec le temps, je me suis aperçue que n'était pas artiste peintre qui le voulait, l'œuvre, car il doit y avoir œuvre, doit être à la fois personnelle et un peu universelle pour exister. Associé au renoncement d'une carrière incertaine d'artiste, le point d'origine de ma vocation hospitalière est certainement la visite que j'ai faite à ma mère dans les années 1970 alors qu'elle était hospitalisée pour une opération de la vésicule biliaire avec, dans les suites opératoires, une infection aggravée probablement d'une importante dépression passée inaperçue. Sa maladie avait laissé mon père et la maison en perdition et je me suis retrouvée, adolescente d'environ quinze ans, sans y avoir été préparée, ni même avertie, à une gestion de maison, à devoir prendre ma part de responsabilités dans une place de remplacement qui n'était pas la mienne. Mon père avait ses difficultés et mes deux petits frères filaient le plus vite possible dans les rues. Les ainés vivaient leur vie. Ce jour-là en montant l'escalier de pierre, j'ai eu envie de faire le choix d'être infirmière et j'ai demandé à ma mère de revenir au plus vite, parce que cela n'allait pas du tout à la maison, c'était le chaos et je me sentais en colère et impuissante. Elle revint, elle aussi très en colère de ne pouvoir être mieux soutenue.

Il y a une part de jeu de hasard dans le choix d'une profession. À un des étudiants en imagerie médicale qui disait qu'il était entré dans cette école par contingence, je lui répondis que peut-être, il y était entré de cette manière, mais il n'y était pas resté sans avoir fait un choix, quelle que soit la raison qui le poussait à rester. Je fais l'hypothèse que les options professionnelles répondent souvent, au moment où nous les faisons, de choix profondément inconscients et d'une appartenance à une histoire. C'est pour argumenter le propos que j'en donne à lire un bout.

J'ai passé quarante-quatre ans à l'hôpital, exerçant plusieurs fonctions, grades, plusieurs positionnements et j'ai eu le besoin d'élaborer toutes ces années à l'heure où l'hôpital perd de son sens commun. J'ai aimé croiser ces personnes qui venaient demander de l'aide, qui avaient suffisamment confiance pour nous raconter leur histoire et leur intimité ou ceux dont le chemin de vie se terminait. J'ai beaucoup appris d'eux et je souhaite leur rendre hommage, car, quelque part, je possède avec eux, le trait commun de notre humanité, de nos ratages, de nos mensonges et de la servitude à plus fort que nous, à quelque chose qui ressemble au destin. J'ai choisi l'hôpital comme lieu d'une certaine aliénation, d'un recul devant l'adversité et d'une place dans la société. Je ne sais pas aujourd'hui encore si j'ai aimé cette place, je n'en suis pas sûre, le milieu était terriblement fermé et les contraintes de subordination m'était insupportable, mais je n'ai pas pu le quitter. Au milieu de ma vie[1], j'ai entrepris des études de psychologie clinique et une analyse.

Récemment libérée, désormais à l'extérieur et un peu délivrée, je souhaiterais répondre à l'interrogation, non pas pourquoi, mais comment peut-on penser aujourd'hui l'hôpital et ses missions alors qu'il semble se désorganiser, se

---

[1] Assandri José R : Les enfants du deuil in Singulière mélancolie ; Libres cahiers pour la psychanalyse ; n°3 ; Press Éditions ; Paris ; Printemps 2001 – p.21
« … *Pourquoi écrit-on ? Cette question semble fondamentale si on la pose à partir du problème du deuil. Écrire, griffonner sur une surface matérielle, marquer cette surface, c'est sortir quelque chose de soi. On écrit en pure perte. Et la publication est une forme de perte, de réduplication de la perte, un acte de sacrifice de l'intimité. Cette écriture qui devient publique semble nous montrer que rien de fondé ne peut se dire sur le deuil si on n'y met pas quelque chose de soi…* ».

morceler et s'épuiser à trouver du sens, là où il y en a sûrement, mais où il ne peut plus s'énoncer. Dernièrement, des infirmières en grève, se piquant à l'insuline pour pouvoir se faire entendre, ou entamant des grèves de la faim, au risque du suicide ne peuvent qu'interroger l'ancienne conseillère aux conditions de travail que je fus jusqu'à il y a encore quelques mois[2].

À quoi sert l'hôpital, à quoi m'a-t-il servi, entremêlé de mon histoire personnelle ?

J'ai le sentiment qu'il y a un lien et une articulation à faire autour de l'assignation des places et sur la construction d'une identité professionnelle. Le tout, fondé sur la foi d'un pacte social et d'une soumission inconsciente à ce que l'on croit être une destinée, Éros et Anankè, articulation entre l'intime et la culture. Alors que ce texte en est encore à la phase de lecture et de corrections, l'épidémie du coronavirus sévit et plus que jamais, met les soignants face aux décès de nombreux patients. L'institution tient par le dévouement de ses soignants, reconnus à ce jour comme des héros, mais il reste à savoir ce qu'il en sera après la crise. Un peu sidérés, nous nous apercevons aujourd'hui, à quel point, cette institution est devenue l'impasse d'une société où se joue la stupéfaction devant la réalité pourtant certaine de la disparition, de la perte et des transformations. Comment la vie pourra-t-elle reprendre dans ce qui est déjà considéré comme le jour d'après ?

[2] Écrit avant la crise due à la pandémie du coronavirus.

Chapitre I : Il était une fois l'hôpital

L'hôpital public est encore aujourd'hui le lieu où les citoyens ont, en supplément de la certitude d'être soignés, celle d'être admis sans conditions, y compris ceux qui ne pourraient pas payer le prix réel, exorbitant de l'ensemble des traitements, consultations et interventions, des temps d'hospitalisation. Ils y trouveront toujours des personnels qui écouteront leurs demandes et répondront selon leurs possibilités.

Dès l'origine, ce lieu a articulé l'idée d'un accueil corps et âme pour ceux qui en faisaient la demande. D'aussi loin que remontent les souvenirs, cette institution, née d'une volonté charitable et monarchique, lieu clos séparé du quotidien a permis une attention à la souffrance et aux régulations des crises organiques, familiales et sociales. Les réponses apportées seront fortement dépendantes de l'époque, des progrès de la science et de la volonté de réparation par des techniques sophistiquées et d'éducation, parfois, quelque peu directives.

Au Moyen-Âge, l'hôpital se confond avec l'hostellerie. Les hôtels-Dieu restent, dans quelques villes, les vestiges de ce passé. À Lyon, l'hôpital du Pont du Rhône, avant d'être un lieu d'asile, restaure les commerçants venus d'Italie ou d'ailleurs, directement, par bateaux, avec une porte ouverte sur les berges du Rhône qui à cette époque longent les murs de l'édifice. C'est au XVIIe siècle qu'un édit de Louis XIV demande la création dans chaque cité importante du royaume de France, d'un Hôtel-Dieu et d'un hospice pour y recevoir et y enfermer les pauvres, les vagabonds et les orphelins. Il est amusant de constater que l'hôtel-Dieu de Lyon, longtemps lieu d'asile des plus indigents, au XXIe siècle, après avoir fermé ses portes aux soins, a été transformé de nouveau en hôtellerie, mais avec galeries marchandes et restaurants de luxe, alors que son origine en appelait à l'hébergement des plus pauvres[3].

À l'âge classique, l'hôpital prend une fonction plus répressive des *demeurés* de toute sortes : recueil et mise à l'écart des plus pauvres, des oisifs, des indigents, des vieillards dont les familles ne voudraient plus, d'enfants laissés pour compte, de filles de mauvaise vie dont le salut se trouverait ici éduqué et réadapté, voie de garage pour un contrôle et maintien de l'ordre social – pas encore lieu de réparations.

En 1796, les hôpitaux appartiendront aux municipalités par la loi du 16 Vendémiaire de l'an V. En 1851, une loi d'août prévoit qu'un individu ne peut être chassé de l'hôpital s'il ne peut pas justifier d'une adresse et d'un domicile. La loi du 21 décembre 1941 et son décret d'application consacrent le statut juridique et posent les bases d'une institution moderne. En 1943, apparaissent les premiers statuts des praticiens hospitaliers. Au fur et à mesure des évolutions, l'asile et l'hôpital se séparent, la structure hospitalière se recentre sur les soins, leurs technicités et l'organisation générale avec la naissance de services de médecine, de chirurgie, des cliniciens formés à l'université, des administrateurs gestionnaires. Les religieuses, garantes de la conformité des conduites morales

---

[3] La cité gastronomique qui avait élu domicile dans la cour principale de l'Hôtel-Dieu de Lyon a fermé ses portes définitivement après seulement neuf mois d'activité, compris les mois du confinement de mars à mai 2020.

seront remplacées assez tardivement[4] par des infirmières laïques du côté du soin et des assistantes sociales dont les conditions de travail répondront du Code du travail. Les missions de l'hôpital public universitaire s'ajustent autour de la recherche, de techniques toujours plus sophistiquées, de l'éducation, de la formation des étudiants.

Les notions d'âme et d'esprit seront plus difficiles à interpréter avec la perte du pouvoir de l'Église. Le corps et l'âme se diviseront pour deux orientations différentes : l'hôpital et l'asile psychiatrique. Si le corps physique sera pris en charge de bon gré par une médecine moderne, très considérée, le corps psychique trouvera sur son chemin les voix des délires pour nommer l'étrange avec des difficultés à se faire entendre et comprendre. Les réponses sociales, en revanche, croiseront les volontés de normalisation des uns et des autres pour traiter la morsure de la pulsion de mort sur la pulsion de vie[5]. Olivier Faure dans l'histoire des corps, écrit que l'observation médicale et la recherche sur les maladies trouvent alors toute leur place à l'hôpital où un grand nombre de malades s'abandonne au diagnostic du médecin[6].

---

[4] *Environ 1970*

[5] Alain-Noël Henri in La formation en psychologie (collectif éditorial) ; Filiation bâtarde, transmission troublée, Éditions PUF ; Lyon – 2004 – p.24

... Tout s'est passé comme si la psychologie avait été trop fascinée par la biologie... La psychologie touchait l'une de ses contradictions fondatrices, qui l'obligeait à tourner indéfiniment autour du dualisme psyché-soma... Et pour cause, être clairement dualiste l'aurait menacée d'une traiteuse compromission avec l'ennemi d'origine : le spiritualisme....

[6] Olivier Faure in - Histoire des corps - sous la direction de Alain Corbin ; Tome 2 ; Collection Histoire ; Éditions du Seuil ; Paris - 462 pages – 2005 – p.22

... Ouverts aux seuls indigents, ceux-ci passent un contrat implicite selon lequel ils paient à la médecine, ce qu'ils doivent à la charité....

Les malades et familles des patients peuvent se restaurer dans des cafétérias pour remplacer une restauration interne de plus en plus externalisée et contestée. On y trouvera aussi des distributeurs de billets, des magasins pour acheter des fleurs, des cadeaux. Dans d'autres grands CHU, on trouvera de nombreux parkings payants où les chemins entre deux services nécessitent pour les plus importants de prendre le bus ou des transports ambulanciers spécifiques. Le caractère sacré de l'institution disparaît peu à peu. Encore pour un temps, centre hospitalier universitaire (CHU) où le savoir se transmet, il est dorénavant construit comme une enceinte dans la cité pour ceux que l'on nomme patients, malades, consultants, parfois clients. La nomination interroge les nuances de ces synonymes.

Tout au long des siècles, l'Hospital devient hôpital et voit évoluer sa structure et les missions qui l'ont depuis toujours constitué dans une architecture fortement en mutation ces dernières décennies. Des bâtiments monumentaux et majestueux comme les hôpitaux de la Charité ou les hôtels-Dieu sont déclassés et reclassés en appartements ou cités commerciales. Des agglomérations universitaires hospitalières s'étendent maintenant, un peu comme les zones commerciales, à la périphérie des villes, zones protégées, bétonnées, ville dans la ville, où un service de sécurité de plus en plus organisé comme une police interne doit prévenir des actes délictueux assez nombreux pour être désormais comptabilisés : vols, agressions, squats…

Pour donner un aperçu de la transformation des représentations, j'ai retrouvé un extrait d'une réflexion d'un médecin en 1983. Le Professeur Pierre Mounier-Kuhn,[7]

---

[7] Pierre Mounier- Khun : Seul dans les souterrains de Grange-Blanche ; Les 50 ans de l'hôpital Édouard Herriot ; Le Progrès ; Lyon ; 22/11/1983 – p.10

exprime ses souvenirs dans le journal du Progrès du 22/11/1983, pour les cinquante ans du quotidien lyonnais. Il décrit dans un périple plein d'esprit les sous-sols de l'hôpital Grange-Blanche dans les années 1930, qu'il décrit comme une clinique située près de Lyon dans un village appelé Bron. Le récit est plaisant à la fois concret et décalé lorsqu'on connaît cette clinique devenue aujourd'hui le très lyonnais et respectable hôpital pavillonnaire Édouard Herriot faisant partie du Groupement hospitalier Centre. Ce récit finement humoristique tient le fil ténu, mais réel de la temporalité et a rejoint une autre réalité. Avec le temps, le *village* de Bron se confond avec le troisième arrondissement de Lyon, au point de s'y dissoudre et plus jamais, on ne pourra le prendre pour un village. Proche de la ville au point de s'y confondre, il tente de faire cohabiter dans de grandes barres HLM conçues dans les années 1970, des populations émigrées de tous les pays, populations en voie d'insertion, exclues momentanément dans un temps d'exil. Il constitue l*a banlieue* telle qu'elle apparaît parfois dans les faits divers avec ses sursauts de colère et ses aspirations à exister.

J'ai travaillé quelques années dans les services d'urgence de cet établissement où nous devions réaliser des radiographies aux lits des malades dans plusieurs pavillons reliés effectivement par les couloirs des sous-sols. Avec nos appareils mobiles et bruyants, nous déambulions matin, soir

---

... C'était à la fin de 1932, 1933... C'était loin, très loin dans la campagne, au-delà c'était Bron, petit village de maraîcher, de sous-officiers de l'aviation et de quelques retraités... Avant de remonter la côte (aujourd'hui, avenue Rockefeller), c'était là, la chose : le nouvel hôpital, pavillonnaire... un chantier presque désert et vingt ou vingt-deux pavillons tous identiques et rangés sagement par ordre alphabétique... Les vingt-deux pavillons communiquaient entre eux par un réseau complexe de souterrains... Le progrès n'est pas toujours facile à assimiler....

et nuit dans ces passages labyrinthiques à la fois sales et propres, éclairés et sombres, sonores. Nos pas et nos voix résonnaient, des chariots électriques klaxonnaient et entretenaient une vie qui bruissait dans l'entre-deux. Nous devions faire attention aux intersections avec le risque d'une collision malencontreuse avec un patient blessé sur un brancard dirigé vers un bloc opératoire ou un autre pavillon. Nous rencontrions également des brancards avec un patient recouvert d'un drap à destination de la morgue. Ces sous-sols sont maintenant, tout sauf modernes et l'hôpital Édouard Herriot aujourd'hui est en pleine réflexion ou réfection pour savoir ce qu'il va devenir, lieu historique d'exploits chirurgicaux comme les premières greffes de mains ou important pôle de gériatrie. À l'avenir l'établissement bénéficiera d'une autre organisation, mais les transports internes de corps et de matériels pourront pareillement emprunter les réseaux souterrains de cet établissement complexe et attachant.

L'hôpital public, au-delà de l'architecture, comme l'armée, répond des décisions de différents ministères, s'organise et s'articule autour d'un axe hiérarchique strict à deux têtes, avec, d'un côté, des directeurs généraux, des directeurs d'établissements, des directeurs de soins et de l'autre, la filière médicale. Les personnels sont redevables des administrateurs et des médecins dans la gestion de leur carrière et de manière quotidienne et fonctionnelle. Les filières administratives et de soins, n'ont pas les mêmes logiques, ni les mêmes intérêts, mais obéissent tous au directeur d'établissement. Ils appliquent, tous, les innombrables directives, décrets et circulaires qui tombent chaque jour dans les panières des secrétariats de direction des différents établissements. Les cadres de direction forment le noyau dur de l'encadrement et de la régulation des pouvoirs internes.

En zone intermédiaire, se trouvent les cadres de proximité, administratifs et les ouvriers, responsables de la régulation et du contrôle des activités. Les personnels soignants, administratifs, médico-techniques et techniciens sont les chevilles ouvrières et font marcher cette énorme machine qu'est la production de soins. Au dernier échelon de la hiérarchie, dans cette zone de production, plus de cent métiers œuvrent au quotidien et la totalité des personnels soignants ou non, n'en constitue pas une assemblée homogène, leur travail ne leur appartient pas et les richesses qu'ils produisent ne sont pas mesurables, ni même très lisibles au quotidien. De nombreux collèges, commissions, comités et instances tentent de fluidifier nombre d'engagements hétéroclites.

Tout agent qui entre dans la structure abandonne une part de liberté dans un lien de subordination pour un traitement et une sécurité d'emploi. Dernièrement, un des directeurs des ressources humaines que j'ai eu à côtoyer disait à qui voulait l'entendre, que la démocratie n'existait pas à l'hôpital public, ce qui est probablement vrai, mais pose un véritable défi de lisibilité de l'autorité de cette entité, financée et organisée par l'État, payant ses personnels grâce à l'impôt, obéissant à des règles rigides et parfois très autoritaires, morales, règles souvent antagonistes pour de très nombreux conflits de personnes, de valeurs, d'intérêts.

Les règles les plus autoritaires se lisent discrètement autour de la distribution de la parole. Seuls les représentants des directions, médicaux et les membres des organisations syndicales ont autorité et légitimité pour dire les choses, ce qui pose sans cesse pour les autres, ceux qui ne se sentent pas appartenir à l'un des camps, l'épreuve des mots justes pour signifier les impasses. Ces mots qui témoigneraient des affects et de la souffrance vécus au jour le jour, car le travail à l'hôpital, pour tous, même ceux à qui on ne penserait pas, consiste à approcher de près l'autre, dans son humanité et non pas uniquement par sa corporéité et son image ou de manière administrative.

Dans notre fonction de conseillers aux conditions de travail, lors de nos réunions d'équipe, nous parlions souvent du malaise à pouvoir dire, de trouver les bons mots, les bons arguments, ce que nous avions compris ou analysé d'une souffrance indicible, mais nous n'étions pas libres d'aller au fond des complexités des situations, la parole buttait contre des blessures invisibles. En cela, l'hôpital ressemble parfois à ces systèmes autoritaires où la parole n'est pas libre et la délation encouragée. Il est l'objet de passions, d'idéalisation et probablement une crypte où viennent s'échouer des restes et résidus sociaux.

Pour tenter de comprendre la complexité de l'institution, il faut en lire l'organigramme. La nomination d'un objet permet d'en cerner à la fois le concept, la signification et l'inscription. La légitimité du ministère de la Santé a toujours été aléatoire, intégrant plus ou moins bien dans ses tentatives de représentation, les notions de santé, d'hygiène, de handicap et de travail. Les errances des nominations du ministère vont démontrer à quel point la place de la santé des citoyens et la place des professionnels de santé, a été, est difficile à intégrer, à reconnaître, à légitimer, dans une société ayant pour valeur fondamentale le rapport au travail et à la production de richesses. Cette difficulté à nommer dit quelque chose de la confusion qui interpelle pour pouvoir situer l'hôpital entre santé et social, invalidité, oisiveté et travail productif, entre normal et pathologique, entre ordre et désordre.

Un ministère de l'Hygiène, de l'Assistance et de la Prévoyance Sociale est créé le 13 juillet 1920, à partir de la direction de l'assistance et de l'hygiène publique qui dépendait alors du ministère de l'Intérieur et de la direction de la prévoyance sociale rattachée au ministère du Travail depuis la création de ce dernier en 1906. Fin 1946, il fusionne avec le ministère de la Population avant de prendre le nom des Affaires Sociales en 1956. Sous la cinquième République, le ministère de la Santé est un ministère à part entière jusqu'en 1983, en dehors des années 1966 et 1969 et entre 2002 et 2010 où il existe simplement des secrétariats d'État avec des ministres délégués à d'autres ministères. En 2009, la loi H.P.S.T, Hôpital, Patients, Santé et Territoires réorganise en profondeur l'organisation et la planification des politiques de santé, dans un objectif de simplification et de répartition de la médecine dans les différents territoires et régions. Elle crée les A.R.S, agences régionales de santé qui se substitueront aux A.R.H., agences régionales d'hospitalisation et aux D.D.R.A.S., directions départementales et régionales des affaires sanitaires et sociales.

Actuellement, le ministre des Solidarités et de la Santé prépare et met en œuvre la politique du gouvernement dans les domaines de la solidarité, de la cohésion sociale, de la santé publique et de l'organisation du système de santé. Sous réserve des compétences du ministère de l'Économie et du Budget, il prépare et met en œuvre la politique du gouvernement pour une politique de protection sociale. Il fait autorité, en lien avec plusieurs ministères appariés sur nombres de directions de la santé, de l'offre de soins, de la sécurité sociale, de la recherche, de la prévention des risques, de l'inspection générale des affaires sociales. Nous comprendrons alors mieux que l'organigramme engendre de lui-même empêchements et inhibitions et crée des impasses, pas toujours bien comprises, avec lesquelles il faudra composer aux interstices, si nous ne pouvons pas nous rappeler, que les mots et les termes se définissent et sont en eux-mêmes des signifiants de quelque chose. Les mots veulent dire les choses.

Instituer

Depuis de nombreuses années, nous entendons parler d'un hôpital-entreprise qui pourrait se libérer d'une complexité administrative, et résoudre *totalement* une majorité de difficultés et problèmes, ce qui pose la question suivante : L'hôpital est-il de fait, une institution ou peut-il devenir une entreprise et laquelle ? – Association, manufacture, usine, exploitation, firme, commerce, privée, publique, à but lucratif, non lucratif, entrée en Bourse, dépendance au CAC 40 ?

La définition d'une institution est littéralement ce qui institue, qui a une fonction de durer et de traverser le temps comme assise d'une organisation officielle, sociale, étatique et politique. Au Xe siècle, le verbe asseoir du latin *assidere* est synonyme de placer, fixer et s'emploie dès le début du XIe siècle pour définir l'établissement, l'État, la Monarchie. Pas d'État sans trône ou lieu qui le légitime. L'Église, les cathédrales en seront les lieux consacrés privilégiés. Plus tard la mairie sera le lieu de la laïcité. Comme l'écrit René Kaës[8], l'institution nous précède, nous

---

[8] René Kaës (collectif) : *Penser l'Institution, des difficultés notamment narcissiques* in l'Institution et les Institutions ; études psychanalytiques ; Collection inconscient et culture ; Éditions Dunod ; Paris ; 211 pages – 1988 - p.1 et 2 (réalité psychique et souffrance dans les Institutions).
... Nous sommes mobilisés dans les relations d'objets partiels et idéalisés, nous éprouvons notre dépendance dans les identifications... qui font tenir la chaîne institutionnelle et la trame de notre

assigne, nous inscrit dans ses liens, nous aliène. De manière similaire à l'armée, la distribution et la reconnaissance de l'ordre donné dans les places de chacun organisent scrupuleusement la structure et les conduites. Penser une institution, nous confronte à l'inextricable d'un fonctionnement des origines sur des agissements dans un contexte et évolution contemporains.

À première vue, l'hôpital apparaît comme une organisation moderne avec une technologie avancée, mais il est bon parfois de bien vouloir se rappeler qu'il vient de loin, du passé, du Moyen-Âge. Il est traversé des mythes et mémoires d'autrefois. Ce sont les ordonnances de 1958 signées par Robert Debré qui constituèrent la première réforme hospitalière et l'acte fondateur de l'hôpital public moderne. Jusqu'en 1980, la technicité et les actes de soins évoluent à grande vitesse, engageant des dépenses qui ne pourront plus être assurées par les seuls remboursements sociaux.

Il est devenu une institution faisant partie de la fonction publique, même s'il n'a pas toujours appartenu au système régalien. Cela ne fait pas si longtemps que ses agents ont un statut de fonctionnaires[9]. Encore aujourd'hui, son organisation interne ne dépend pas entièrement des

---

appartenance, nous sommes confrontés à la violence des origines et à l'imago des ancêtres fondateurs. Nous sommes pris dans le réseau du langage de la tribu et souffrons de ne pas y faire reconnaître la singularité de notre parole – ce qui, dans le rapport à l'institution, demeure en souffrance, doit au refoulement, au déni, au désaveu de demeurer impensé....

[9] Décret n° 55-683 du 20 mai 1955 qui établit le statut de fonctionnaire. Reformulé par l'ordonnance du 4 février 1959 pour tenir compte de la Constitution de la Ve République, le statut des fonctionnaires a fait l'objet d'une refonte globale entre 1983 et 1986, portant dispositions statutaires relatives, respectivement aux fonctions publiques de l'État, territoriale et hospitalière.

logiques du marché et du néo-libéralisme. Il est aussi organisé en fonction de l'évolution de la production de ses services, mais ce n'est certes pas une industrie produisant des objets manufacturés, objets qui seraient de chair, organes indépendants et isolés d'une histoire, d'une filiation. Certes, il y a bien production de soins, mais ne rester que sur cette notion industrielle ou de service, paraît quelque peu réducteur, si on en croit une définition complémentaire du verbe « instituer », ce qui insère dans un ordre donné.

Dans cet ordre donné, les directeurs et les médecins sont les leaders reconnus par tous. Les infirmiers -(e)s ont une très bonne image auprès de l'opinion publique. Ils se divisent par et dans des spécialités, chirurgie, anesthésie, médecine, gériatrie ou psychiatrie, médecine de santé au travail. Parfois, ils se déchirent dans une demande récurrente, répétitive et mal entendue de reconnaissance. Les aides-soignants-(e)s, exercent un métier très dur en corps à corps avec ce que Molière appelait les *humeurs*, surtout depuis que le ménage a été, pour partie, externalisé et remis à des entreprises de nettoyage employant des personnels en insertion sociale. Ils ou elles se retrouvent à réaliser de nombreuses tâches de ménages ou de restauration jugées plus dégradantes.

J'ai en mémoire, la fiche déclarative d'une situation de violence, où le fils d'une personne âgée en EHPAD, avait demandé à une aide-soignante avec, semblait-il, une certaine morgue, de rectifier le ménage réalisé dans la salle de bain de la chambre de sa mère. Pour l'aide-soignante rédigeant la fiche de déclaration de la violence vécue par la réflexion, il s'était adressé à elle comme à une servante et non comme à une professionnelle du soin et c'est ce mépris qui faisait pour elle, ressentiment. C'est la catégorie de soignants, probablement le plus en peine aujourd'hui. Ils ou elles sont soumis-e-s à la fois à la violence des personnes, des familles et des politiques de restructurations, au silence de la caste où on les enferme. Ils ou elles compensent fréquemment ce qui ne peut être réalisé par d'autres, en silence.

Par ailleurs, on voit arriver de nombreuses aides-soignantes issues de l'immigration, dynamiques, joyeuses et vivantes, mais défensives, en demande de reconnaissance, en contrats précaires, moins bien formées, maitrisant mal les subtilités des mots et des dires, avec moins de possibilité d'être à l'écoute de ce que ces mots soulignent, en souffrance elles-mêmes, prises dans les restes de leur exil et leurs propres intelligences représentatives et culturelles. Les souffrances sont ce qui se partage le moins. Les malentendus et mal-compris sont souvent présents. Je dis « elles » car contrairement à la grammaire où le masculin emporte le sens, les infirmiers et aides-soignants sont bien souvent au féminin.

Je ne crois pas que les hospitaliers soient pour la moyenne nationale moins bien payés que d'autres fonctionnaires français. Ils semblent qu'ils le soient moins que leurs collègues européens, mais en termes de contraintes physiques et psychiques, la reconnaissance par le salaire n'est certes pas suffisante. Avec 2 070 euros nets par mois, le salaire moyen des infirmiers en France est en dessous de la moyenne européenne, mais aussi de celle de l'OCDE, l'Organisation pour la coopération économique et le développement, 2 600€. Le salaire moyen d'une aide-soignante est de 1 350 € net par mois (soit 9 € net de l'heure), 950 € (-41 %) de moins que le salaire moyen en France. En début de carrière, la rémunération d'une aide-soignante peut partir de 1 050 € net par mois, et en fin de carrière atteindre 2 000 € net par mois. Il y a ensuite les primes qui ne seront pas prises en compte pour la retraite.

Pour exemple, à l'heure où j'écris, la prime de nuit des infirmier(e)s est de 10,70 € pour 10 heures travaillées parfois seul(e)s en gériatrie, pour deux étages et soixante personnes âgées souvent délirantes ou déambulant. Pour les aides-soignantes la prime de nuit est d'environ 1,07 € à 1,43 € de l'heure. Récemment, cette prime a été augmentée du minimum de 1.27€ de l'heure et tous les établissements ne l'appliquent pas pour l'instant[10].

Ce qui semble certain, l'hôpital coûte de plus en plus cher à la collectivité publique et est très certainement de façon plus sourde pris dans des enjeux européens, mondiaux et les paradoxes des leaderships gouvernementaux face aux réalités du Marché. Plusieurs évaluations médico-économiques ont été réalisées par des équipes hospitalières, en particulier, celles que je prendrai en référence, du Centre Hospitalier d'Aix-en-Provence[11] ou celle des Hospices Civils de Lyon[12] sur le coût réel d'une journée en service de réanimation. Les chiffres et les évaluations resteraient probablement à affiner et à discuter, cependant on peut les prendre en compte, comme base de réflexion. En moyenne, pour la réanimation, la durée cumulée totale de soin est de 13 h 32 par patient pour une journée dont 2 h 45 pour les praticiens, 6 h 53 pour les infirmiers, 3 h 36 pour les aides-soignants et 17 minutes pour les autres intervenants. Le coût moyen/patient est d'environ 3200 €/jour à débattre selon les critères évoqués.

---

[10] Ces chiffres sont donnés à titre indicatifs pour étayer une réflexion sur la question du salaire des soignants. Ils peuvent n'être pas à jour au moment de l'édition du livre.

[11] Gros écart entre le tarif et le coût réel en réanimation : www.infirmiers.com.actualités; mise à jour le 13/12/2010

[12] Antoine Didier – Combarnous Dominique : Distribution des coûts en réanimation ; Pôle urgence ; Groupement hospitalier Sud ; Hospices Civils de Lyon – 13/06/2017.

Un traitement pour une leucémie en pédiatrie coûte environ de 50 000 à 500 000 €.

En gériatrie, on commence à s'interroger sur le gain et la perte à soigner les personnes très âgées. Certaines études canadiennes calculent le coût d'un séjour en réanimation pour des malades dont l'âge dépasse 80 ans. En Asie, là où il n'y a pas de prise en charge de la sécurité sociale, une intervention chirurgicale peut coûter jusqu'à 120 000$. C'est dire si la santé a un coût. Les chimiothérapies qui ont fait des progrès extraordinaires pour la récession de certaines pathologies ont une limite et coûtent des prix prohibitifs, qui sans la solidarité de la Sécurité sociale, seraient impossibles à administrer et on commence à entrevoir les spéculations sur ce type de médicament entre les laboratoires des différents pays du monde.

En psychiatrie et en gériatrie, dans les services d'urgences, la situation est tendue, voire très tendue. Les consignes de la prévention routière ont allégé les statistiques des accidents de la route, mais ces services sont utilisés dorénavant par toute une société, qui, au prix de longues heures d'attente bénéficiera de tous les examens radiologiques, biologiques, en une seule fois, avec une prise en charge financière minimum. Cependant, certains s'étonnent qu'ils aient à payer les consultations à l'hôpital. Entre les cliniques privées dont on sait ce qu'elles font payer et les hôpitaux publics qui se devraient d'être gratuits dans les représentations, ce sont deux mondes qui s'affrontent, l'un qui se veut moderne, l'autre issu de l'Histoire et d'un résidu de charité. L'un qui s'est emparé des nouvelles règles de financement, l'autre qui garde un œil sur les fractures et les divisions sociales. Les médico-techniques, manipulateurs(trices) en radiologie et technicien(ne)s et laborantin (e)s sont pris dans les mêmes enjeux des infirmier(e)s et sont plus dans l'ombre de l'image publique. Les services médico-techniques comptent beaucoup plus d'hommes dans leurs rangs que les services de soins. Par ailleurs, les métiers techniques et ouvriers disparaissent peu à peu au profit des diverses externalisations, réorganisations et restructurations.

Les métiers de l'Administration sont ceux qui ont le spectre le plus large et le plus de possibilité d'avancement et de formation, d'agent administratif à directeur avec les salaires les plus bas et les plus hauts, sans parler des nombreux avantages attachés à la fonction de direction : logements de fonction, gratuité de certains services, primes spécifiques qui reconnaissent leurs week-ends de garde et leur dévouement à la fonction publique.

Est-ce qu'ils sont reconnus pour autant, je ne sais pas ? - Ils ont une fonction de leader, très certainement. Ont-ils une autre fonction ? - Sûrement, mais elle reste à éclaircir dans la mesure où nous aurions désormais l'impression qu'ils gèrent plus qu'ils ne gouvernent, abandonnant ainsi des lettres de noblesse à une politique de santé inscrite réglementairement dans une économie de masse se voulant homogène. Ils sont eux-mêmes souvent en position de déséquilibre. Ils constituent un binôme complémentaire, mais souvent rival de la ligne hiérarchique médicale et c'est de l'alliance obligatoire entre le directeur d'établissement et le médecin, président du Comité Médical d'établissement, que naissent le pouvoir et l'activité de l'hôpital, toujours sous le contrôle de l'Agence régionale de la santé (ARS) et du ministère de la Santé. J'ai vu de très jeunes DRH de 25 ans, sortir de l'École nationale de santé publique de Rennes, directement confrontés à quatre mille agents. Leur seule défense possible était de se rigidifier et de se défendre face à ce qui pouvait leur apparaître comme menaçant, même si leur posture hiérarchique faisait taire leurs contradicteurs dans l'unique respect de leur position hiérarchique. La structure pyramidale assure toujours l'autorité face à la contradiction. Les réponses administratives et économiques sont donc récurrentes aux logiques de santé et s'articulent parfois avec difficulté aux questions morales. De ces principes émergent, plus philosophiques, des interrogations déontologiques sur la condition humaine qui remettent en jeux des énoncés déjà difficiles de règles rentables face aux enjeux existentiels.

Lorsque ma mère de 98 ans a fait une première chute, sans dommage dans un premier temps, obligée de rentrer chez elle à 4 heures du matin, de nouveau soumise à une deuxième chute inexpliquée du fauteuil qui la ramenait chez elle, opérée ensuite d'une fracture du col du fémur a décidé que c'était suffisant, qu'il était temps qu'elle meurt, elle est entrée dans un syndrome de glissement[13]. Pour nous consoler, l'équipe de soin nous rappelaient sans cesse son âge, oubliant, outre le traumatisme subi, qu'elle était d'abord et avant tout, notre mère, une femme dont nous connaissions les appétences inassouvies par les regards portés sur son âge qui la disqualifiait en tant que femme et sujet désirant. Elle était devenue un objet qu'on pouvait laisser tomber sans avoir à trop en rendre de comptes.

J'ai travaillé, il y a très longtemps dans un service d'imagerie médicale d'urgence lié à un service d'accueil d'urgence (SAU) de l'hôpital Édouard Herriot. Je me rappelle un dimanche soir, en salle de déchoquage où se traitent les urgences vitales et dans laquelle l'étroitesse des lieux obligeait les nombreux intervenants réanimateurs, infirmiers, manipulateurs et aides radio à une grande proximité pour une mère décédée derrière le paravent pendant que l'on radiographiait un père inconscient entre

---

[13] Syndrome de glissement : Détérioration très rapide chez la personne très âgée ayant subi un fort traumatisme, abandon du désir de vie, de s'alimenter. S'accompagne d'une très forte dépression.

deux prises en charges médicales. Leur enfant était parti dans un service de réanimation en pédiatrie dans un autre établissement. Nous n'avions pas le temps d'en parler, mais la lourdeur de la situation était palpable pour chacun d'entre nous, avec la certitude d'être là pour quelque chose, au cœur de la tragédie. L'angoisse et notre utilité étaient bien réelles, silencieuses, oppressantes. Nous ne nous posions pas la question du prix à payer individuellement et collectivement.

Avec les restructurations, les réorganisations, les avancées fulgurantes des techniques et des possibilités scientifiques, dans une nouvelle logique entrepreneuriale, cette institution ne peut et ne veut plus s'ancrer dans d'anciennes croyances. L'institution se veut moderne, allant toujours de l'avant sans passé, avec des projections d'avenir toujours plus innovantes. La récente pandémie du Coronavirus, dite Covid-19, définie parfois comme une alerte pour une pénurie de matériels, de lits de réanimation, de respirateurs, de produits de réanimation, de professionnels formés, met en évidence ce qui était clivé et abandonné aux nouvelles idéologies.

Va-t-elle remettre les compteurs à zéro ?

Elle a fait, alors que personne ne s'y attendait, voler en éclat le mythe d'une économie libérale à tout prix, même au prix de l'humanité. Ce n'est pas banal pour nous qui avons été habitués depuis tant d'années à ce discours. Même en désaccord, souvent, nous nous étions habitués à penser en termes économiques. Je suis intriguée et curieuse de voir la suite et de comprendre comment les discours vont pouvoir se modifier et comment nous allons reprendre cette idée banale devenue un problème, notre respiration et les intrications relationnelles sont essentielles à la vie.

Là où le symbolique voilait le réel du corps par un imaginaire partagé

Les idéaux religieux, fondements de l'hôpital ont traversé le temps et on va, ici en relever les résurgences. On ne travaille pas à l'hôpital comme on peut œuvrer dans une usine ou un commerce. Là où les ouvriers touchent un salaire, les salariés du soin et de la santé perçoivent un traitement et les médecins des honoraires. Il n'est pas question ici de hiérarchies, mais de différences culturelles, prises dans les rets des mots, des habitudes, des regards.

La Réforme de 1970 impose l'humanisation d'établissements où des salles communes abritent mal une multitude de personnes, favorisant les infections, où toute intimité est impossible, y compris dans les derniers moments, lorsqu'un paravent tente maladroitement de cacher les derniers instants et d'accompagner le dernier souffle. En 1983, un professeur responsable du service de toxicologie, médecine légale, le Professeur Roche,[14]

---

[14] Pr Roche : Les 50 ans de l'hôpital Édouard Herriot - Souvenirs du Pr Roche – Le Progrès 22/11/1983 ; Lyon – p.10

…Ce qui a changé c'est d'abord la clientèle de l'hôpital, au départ celui-ci avait été conçu, il ne faut pas l'oublier pour les indigents. À tel point que j'ai vu étant externe, mon patron refuser un malade qui était venu en voiture ! Aujourd'hui, les riches comme les pauvres vont à Grange-Blanche et se côtoient sans problème. Le personnel lui-aussi n'est plus le même qu'autrefois. Les religieuses, qui étaient omniprésentes ont été remplacées par un personnel infirmier qui ne peut plus l'être….

évoque, lui aussi ses souvenirs dans le quotidien lyonnais, Le Progrès, pour fêter les 50 ans de l'hôpital Édouard Herriot. Il en fait un récit romantique, révélateur pour une part des idéaux de l'époque des *mandarins* ayant fait leurs humanités.

En 2002, le Pr Jean-François Mattéi, médecin, à peine nommé ministre de la Santé, déclare la structure en crise, voire en perdition. Sa gestion de la première canicule en 2003, qui verra une surmortalité des personnes âgées dans des établissements d'hébergement recevant des patients âgés dépendants sera jugée et critiquée très sévèrement. Prémonitoire à la pandémie de la Covid-19, la grippe A (H1N1) de 2009 est une épidémie qui a duré de 2009 à 2010, la seconde des deux craintes historiques causées par le sous-type H1N1 du virus de la grippe A, la première étant la grippe de 1918. En 2007, alors que les murs porteurs de l'Institution commencent sérieusement à être ébranlés, j'écris un article paru dans le Journal des psychologues, sur l'environnement hospitalier. Je rappelle à cette occasion que l'hôpital est né de l'association de la monarchie et du clergé, de la morale et de la charité, du conformisme et de la recherche de son salut dans l'au-delà, mais par-delà sa vocation de soins et de prévention de la santé, il a une fonction de sublimation et une fonction d'acceptation de l'expression des souffrances physique et psychique, essence de l'humanité.[15]

Dans l'institution charitable des origines, l'admission des indigents répondait à une inscription culturelle et sociale dans le contexte d'une époque. La mort, inéluctable semblait la seule issue pour un au-delà qui garantissait à ceux qui l'avaient mérité, l'apaisement et la rédemption. Il

---

[15] Annie Fessaguet-Fontanet : L'environnement hospitalier : un environnement complexe in Le journal des psychologues ; 2007/9 (n°252).

n'y était pas question de soigner et encore moins de guérir à tout prix. En revanche, l'hôpital public a poursuivi un accueil probablement plus ouvert aux nécessiteux que les structures privées, ce qu'on appelle en économie, l'armée de réserve constituée des indigents et des marginaux, ceux qui n'ont pas d'avantages directs à l'organisation sociale du moment. Ceux qui trouvent encore à l'hôpital des agencements pour les accueillir lorsque cela ne va pas.

Les idéaux des discours maintenaient un voile sur la réalité. Depuis, le contexte s'est largement modifié, la volonté de charité hospitalière des débuts a évolué très lentement jusqu'à la Révolution où, les premiers administrateurs, leur gestion comptable et les prémices de nouvelles organisations ont refondé à la fois la structure et les logiques. Les discours se sont modifiés, transformés. Religieux, pour le meilleur et parfois pour le pire, ils portaient peut-être plus la finitude humaine. Avec le temps, les regards s'en sont détournés avec l'idée qu'on pourrait sans cesse repousser l'horreur au travers de la rationalité.

Une volonté d'immortalité est née portée par les progrès, surtout, chirurgicaux et chimiques. On a vu naître l'idée que l'hôpital comme le garage permettrait le dépôt d'objets dont on pourrait changer une pièce, un organe lorsqu'il en serait besoin et nous sommes arrivés à une limite dans la métaphore où le corps ne pourrait plus n'être vu que comme un véhicule organique. La volonté d'un hôpital-entreprise, organisé autour des concepts industriels d'organisation, d'efficience, d'utilité, peut-elle encore prendre en charge les malades dans leur globalité et leur subjectivité ? Cependant la gériatrie, la psychiatrie, le handicap résistent à trouver une place dans cette utilité et dans les idéaux de ces politiques.

Cette volonté, peut-elle intégrer la conscience de l'impermanence, de la vie, de la singularité opposée à la recherche d'équilibres budgétaires et de stocks à flux tendu, accueil de ceux en marge d'une norme, en *mésinscription* [16] comme le dit Alain-Noël Henri, fondateur du département de la psychologie à partir de la pratique à l'université Lyon II ? Il serait peut-être maintenant temps d'en argumenter les contradictions.

L'économie moderne aime l'utilité de celui qui travaille et qui est en bonne santé. L'acceptation de la souffrance et du dégât des ans, s'est effacée, semble-t-il, au profit, de représentations de la normalité, voire de l'idéal et l'obligation de remplacer quelquefois des pièces pour que la machine puisse continuer à fonctionner. La subjectivité se voit entamée au profit du bon fonctionnement, de la réparation mécanique, de la survie à tout prix. Sans nier les bienfaits des différentes prothèses et parfois incroyables techniques et technologies qui permettent de prolonger un bon fonctionnement, l'identité d'une personne ne se signifie-t-elle pas cependant autrement que par son image extérieure ?

Il est peut-être temps de réfléchir et de s'arrêter à nouveau, de s'intéresser au concept même de représentation et encore une fois de nomination. Sous le regard des soignants, le patient devient parfois le cancer du pancréas. Le destin prend le nom d'une pathologie, on devient l'Alzheimer. La manifestation du symptôme prédomine et contient désormais avec peine le sujet au singulier et son histoire. Quand devient-on vieux ? Là encore, la crise de la Covid-19 réinterroge.

---

[16] Alain-Noël Henri : La psychologie dans la nébuleuse des pratiques nouvelles ; Nouvelles pratiques de la mésinscription ; Mésinscription : qu'est-ce à dire ? – Opus cité – pp. 200-215

... *Il s'agit de tout état de fait incarné par des acteurs sociaux réels, qui, menaçant la structure syntaxique caractéristique d'une culture, enclenche par là même un ensemble de processus de restauration de l'ordre symbolique ainsi troublé....*

Parfois, des experts eux-mêmes âgés veulent confiner des personnes plus jeunes qu'elles, s'appuyant sur des statistiques qu'ils ne s'appliquent pas. Les fantasmes d'exclusion des plus pauvres, des plus âgés, des handicapés, des jeunes *sauvageons*, de ceux qui ne seraient pas productifs reviennent en force et rappellent les heures sombres de notre histoire.

L'hôpital est le lieu de ces fantasmes et de cette clinique[17] médicale et sociale. On peut alors entr'apercevoir en filigrane des débats, une société en devenir, repoussant la subjectivité, la souffrance, pratiquant l'éradication du subjectif, au profit d'une pensée politique avec deux discours dominants, le discours politique opposé ou en accord avec un discours scientifique moraliste à son corps défendant.

En France, depuis août 1944, à la suite des dégâts humains et financiers considérables de la Deuxième Guerre mondiale, le Conseil National de la Résistance, associé au Plan Marshall conçoit un plan de financement qui garantit aux familles, aux chômeurs, aux retraités des moyens de subsistance grâce à un principe de redistributions intergénérationnelles basées presque uniquement sur le travail. Les travailleurs et les entreprises cotisent pour les autres. Peu à peu, au cours des années 1990, 2000, le système et ses principes ont évolué et les assurances individuelles ont pris le relais, tentant de combler le *trou de la sécurité sociale*, un chômage récurrent et structurel n'assurant plus le remplissage des caisses et mettant à jour les singularités des classes sociales.

---

[17] Alain-Noël Henri : L'alliance du pédagogue et du médecin ; Ibidem p. 32

… *En faisant de la maladie, de l'ignorance, de l'immortalité et de la pauvreté, les facettes d'un même ennemi et en assimilant donc la santé, l'instruction, la moralité et l'aisance, il marque une rupture dans la philanthropie, en y substituant médecin et moraliste….*

L'État-providence est remis en question au nom de l'augmentation de la durée de vie, d'une pensée capitaliste, néo-libérale qui oublie peu à peu les anciens traumatismes, parfois avec de bonnes raisons. Les principes de solidarité et de partage sont mis à mal, augurant mal ce qui en serait d'un régime politique qui deviendrait plus autoritaire. La pandémie liée au Coronavirus vient mettre en lumière des contradictions qui agissaient de manière sourde, une lumière presque aveuglante, renforçant l'effacement d'une décision politique devant les certitudes et les incertitudes de la science, mais également remet quelques compteurs à zéro.

Lieu des discours et du regard de l'Autre

En 1973, les années d'exception de la croissance finissent dans les restrictions de la première crise pétrolière. Comme l'avait prédit ma mère mon travail à l'hôpital m'assurera un salaire plus confortable qui me permettra de reprendre ma liberté quand cela sera nécessaire. Mais auparavant, il faut en faire les études. Trop jeune pour devenir infirmière, pressée par les circonstances, j'intègre un lycée technique pour faire une formation de manipulatrice en radiologie, section TIR (technicienne imagerie radiologie). Ces services prirent le nom dans les années 90, de services d'imagerie médicale et une importance de plus en plus importante dans un diagnostic qui de clinique devint plus iconographique grâce aux techniques interventionnelles.

Cette formation par alternance comportait des stages, en particulier un stage dit infirmier pour apprendre les techniques de soins comme les prélèvements sanguins, les injections intraveineuses, les perfusions, les sondages vésicaux... J'ai fait mon premier stage hospitalier dans un service de cardiologie en juin 1973, alors qu'il y avait déjà une grève des internes avec la mise en œuvre des numerus clausus, limites dans le recrutement des étudiants en médecine, politique de restriction qui eut des conséquences bien des années plus tard. En 1973, les prescripteurs médicaux étaient plus libres de leurs prescriptions et déjà les premiers signes d'alerte sur les financements de la Sécurité sociale se faisaient entendre.

La responsable du service de cardiologie était une religieuse stricte et le voile était encore d'actualité chez les infirmières et les stagiaires. Elle était extrêmement rigoureuse mais particulièrement juste lorsqu'elle reconnaissait la compétence des professionnels et des stagiaires et j'ai eu la chance qu'elle me fasse un rapport de stage particulièrement élogieux. Ce rapport disait que toute l'équipe souhaitait que je sois infirmière, en sous-entendu, il aurait mieux valu que j'abandonne l'idée de travailler en imagerie médicale, milieu trop technique et pas assez humain pour elle. Cet imago religieux reste une image forte. Elle était très rigoureuse, mais particulièrement enseignante. J'ai rencontré par deux ou trois fois, ce type de femmes, cadres, peu souriantes, peu féminines, hors séduction mais très intègres et ne cédant pas au dénigrement, reliées à des idéaux hauts placés. Une fois cadre moi-même, je crois que j'ai pris quelques-unes de leurs valeurs en particulier celles de mettre la compétence en haut des qualités nécessaires pour exercer un métier. Comme exemple de cette rigueur, je me rappelle que la religieuse anciennement appelée surveillante-chef, ne nous a pas laissés partir, un jour, nous les stagiaires, malgré nos cours d'après-midi, car sur les matériels que nous devions laver et stériliser au Poupinel dans ce temps-là, il était resté des traces de sang mal lavé. Peu lui importait que nous ayons des ennuis avec nos enseignants par notre retard.

Les métiers de soin et relationnels sont des métiers risqués, la bonne distance n'étant pas toujours facile à mesurer. J'ai mis un peu de temps à ne pas avoir peur de l'autre et de ses réactions et pouvoir créer un espace qui ne soit ni dans la fusion, ni dans la trop grande distance. Tout au long de ma carrière, j'ai observé plusieurs types de comportement chez les professionnels avec une recherche de proximité plus ou moins bien ajustée pour ne pas se laisser *contaminer* par les émotions, l'agressivité, la juste distance comme barrière défensive pour se protéger. Bien souvent derrière des maladresses plus ou moins bien adaptées, se trouvait une lutte contre de possibles réminiscences, une tristesse et l'impuissance à pouvoir guérir ou sauver celui ou celle qu'on était venu aider.

C'est une femme et un homme qui ont marqué le plus ce premier stage et l'implication, l'engagement important que j'allais mettre dans ma carrière professionnelle. Je me souviens plus particulièrement dans ce service de deux patients qui participèrent grandement à mes apprentissages. La première patiente était atteinte d'un cancer. La veille d'un week-end, lorsque je suis allée la saluer, elle paraissait aller beaucoup mieux, mais le lundi matin, quand je suis allée la saluer à nouveau, elle n'était plus là. Elle était décédée pendant le week-end, *le mieux avant la fin et son inéluctabilité*, premier apprentissage. L'autre patient était un homme très seul que j'avais plus particulièrement investi, a contrario de l'équipe qui le fuyait. Peut-être que sa solitude m'avait interpelée. Un matin, il fut diagnostiqué en fin de vie par l'équipe. Il était à l'agonie et c'est moi, jeune stagiaire en stage infirmier, qui fut chargée de lui faire ses injections de morphine, dosages sur prescription mais à la demande, pour l'apaiser. Le service étant très chargé, je secondais au mieux les collègues affairés. Je m'aperçus à un moment que cela faisait un petit moment qu'il n'avait plus appelé, la sonnette était demeurée silencieuse. J'allai vite dans sa chambre et le découvrit sans vie. Il était décédé tout seul, dans un service en effervescence, sans qu'aucun soignant ou médecin ne puisse arrêter son activité un moment pour lui tendre la main dans un geste d'humanité, moi-même pauvre stagiaire désemparée arrivée trop tard.

Ces deux personnes me restent en mémoire, presque cinquante ans après, accusant la part de responsabilité et de violence de mes premières expériences professionnelles, premières cicatrices de stagiaire pour une entrée dans la société des soignants.

À la fin des années 1980, début des années 1990, l'hôpital est sous le coup de la Réforme de 1970, qui dans les suites de 1968, s'oriente vers l'humanisation des hôpitaux. Les infirmières forment un groupe important, souvent féministe, militant. Elles ont découvert les enseignements de Florence Nightingale, infirmière et politicienne, pionnière d'une réflexion sur les soins. Elles ont beaucoup milité dans ces années 1990-2000 pour la formation et l'amélioration des soins, avec en particulier, l'accompagnement à la fin de vie. C'était de sacrées femmes, avec leurs certitudes joyeuses et féroces, se libérant des chaînes de la religion pour accéder au politique et à la volonté de se faire reconnaître comme femmes et professionnelles au travers de leur rôle propre. Le mouvement des infirmières associées aux médecins et aux appels des familles prend cependant conscience, dans les années 1970, que les enfants souffrent et ne sont pas comme on l'a cru jusque-là indifférents à la douleur. Plusieurs livres pour dénoncer la violence intrinsèque aux soins sont écrits à cette époque-là, principalement par des mères de jeunes enfants, critiquant les conditions de prise en charge de leur fin de vie. Un livre, en particulier, *Bruno, mon fils* [18] dénonce la fuite des soignants, confrontés, dans ce moment de l'agonie, à leur impuissance à guérir et à entendre les cris de douleur et on voit que la plainte, même si les conditions de travail se sont améliorées, reste actuelle. Il s'agit donc de bien autre chose.

---

[18] Janie Maurice : Bruno, mon fils ; éditions stock ; Paris ; 1975.

Il faudra attendre la loi du 22 avril 2005, loi créant de nouveaux droits pour les malades en fin de vie (loi Léonetti), réactualisée en 2016 (loi Léonetti-Claeys) pour promulguer que toute personne a droit à une fin de vie digne et accompagnée du meilleur traitement possible de la souffrance dans ce moment charnière. Les professionnels et les établissements de santé doivent mettre en œuvre tous les moyens à leur disposition pour que les volontés des personnes malades soient respectées. Il semble qu'en Suisse, cette approche ait fait l'objet d'une plus grande réflexion et aille jusqu'au suicide assisté, mais une réflexion sur les conditions de l'existence n'est jamais facile, une forte angoisse l'accompagne et malgré les avancées et une législation qui tentent d'en fixer quelques règles, l'idée de l'acceptation de la fin est particulièrement difficile à envisager et à évoquer par des professionnels dont l'utopie suprême est de préserver et de sauver la vie à tout prix.

Le tabou est bien présent, il participe à la fois de l'intime et du social. Difficile d'accepter dans ce moment-là d'arrêter le temps pour saluer un départ. Difficile parfois de franchir les dénis. Difficile de dire le besoin de médication, alors que tout le monde sait que cela se fait. Difficile de faire appel à la croyance, dans cette institution laïque, alors que la spiritualité et l'idée d'une résurrection ou de la réincarnation s'imposent à certains croyants à ce moment-là.

Lors de la formation de cadre soignante, stagiaire à l'Institut Curie à Paris, j'étais présente lors du dernier accompagnement à la fin de vie d'une jeune mère de trois enfants, atteinte d'un cancer du sein largement métastasé. La présence de soignantes à son côté, pour l'accompagner jusqu'au bout du chemin, jusqu'à ce qu'elle rende son dernier soupir la laissa apaisée. Je ne me rappelle plus s'il y avait sa famille auprès d'elle. Je ne me rappelle plus s'il y avait un aumônier. Je me rappelle seulement qu'elle est partie accompagnée, tenue par la main jusqu'au bout par des soignantes professionnelles au plus près de cette présence indispensable pour un dernier passage. Aujourd'hui, ces accompagnements dans les services ont disparu avec la création de services de soins palliatifs, remarquables mais très insuffisants en nombre pour accueillir toutes les demandes. La fuite devant l'inéluctable reste un réflexe assez fréquent dans les hôpitaux.

Plus récemment, je me rappelle cette personne âgée musulmane dans un service de gériatrie, dont toute l'équipe s'étonnait qu'il mette si longtemps à en finir avec la vie. C'était une équipe plutôt dans l'empathie avec une cadre dont j'appréciais l'intelligence et les signes de sympathie. J'étais à cette époque, intervenante extérieure, en observation pour une analyse des conditions de travail sur les horaires des infirmières en 12 heures, mais, à l'écoute des pulsations de ce service, je trouvais cette personne âgée particulièrement seule et agitée, avec des empêchements à se faire comprendre. Il n'y avait pas de famille, pas d'imam pour l'accompagner dans ses croyances, dans une langue qu'il avait retrouvée en oubliant le français. Il a mis, de mémoire, douze jours à partir. La cadre, malgré ses compétences et sa réelle empathie, semblait incapable de faire un geste vers lui, de comprendre et de répondre à ses demandes. Il criait et je revois son voisin de la chambre d'en face regarder avec inquiétude dans sa direction. L'équipe circulait autour de lui, comme si de rien n'était et se trouvait, de ce fait, dans l'impuissance pour calmer ses angoisses, ses cris, sa solitude. J'ai souvent expérimenté que ces situations ne sont pas fonction du manque d'empathie de l'équipe, mais il y a quelque chose qui se produit qui empêche les soignants sinon de voir, d'entendre, de comprendre, mais de trouver une solution apaisante, de s'arrêter et d'accompagner le mourant dans cet étrange chemin. Un éprouvé indicible, ici en gériatrie, fige les discussions et la réflexion de ceux qui y sont confrontés.

Alors que ma mère présentait tous les signes d'une proche agonie, nous avons, ma sœur et moi pris rendez-vous avec le médecin responsable qui souhaitait que nous lui trouvions un lieu de sortie, retour à domicile ou autre solution. Nous souhaitions lui parler de la fin de vie de notre mère. Elle nous affirma avec beaucoup de certitude et d'autorité que notre mère n'était pas en fin de vie, qu'il fallait qu'elle rentre chez elle ou qu'elle parte en EHPAD, cependant, le service acceptait de la garder le temps que l'on trouve une solution. Je me suis dit alors que je ne savais pas tout, que je n'étais pas médecin et je suis allée voir ma mère, lui affirmant que contrairement à ses propres certitudes, elle ne mourrait pas dans les deux jours qui venaient, le médecin l'ayant dit ou prophétisé. Ma mère nous regarda sans rien dire et mourut le lendemain, sans le secours de la morphine ou d'une médication pour calmer la douleur. Elle, elle savait. Ma sœur, présente avec moi étant plus suspicieuse, n'a pas cru le médecin, moi, en bonne soignante prise dans les aliénations professionnelles, malgré ma surprise et ma bonne connaissance des signes annonciateurs, je me suis dit que je me trompais. Résultat, il n'y avait personne auprès de ma mère quand elle a rendu son dernier soupir. Il n'y avait plus d'aumônier depuis 2 ans dans la structure. Elle s'est cependant confiée à la psychologue qui a emporté avec elle la révélation de ses secrets. « *Je ne croyais pas que je parlerais autant* » a-t-elle dit.

Soigner n'interroge pas seulement le corps, cela interroge la morale, la mémoire, le discours de l'Autre, le discours sur l'autre, l'individuel et le collectif, l'insertion de l'individu dans un collectif. Dans les premiers temps de mes années à l'hôpital, un leitmotiv dans le discours soignant tenait dans « *rappelez-vous que vous êtes d'abord là pour les patients* ». Parfois je trouvais même que l'antienne était très répétitive et finissait par devenir un refrain vide de sens. Néanmoins nos regards et notre attention étaient tournés vers l'autre, sa souffrance, son bien-être. Aujourd'hui, les regards se tournent vers l'intérieur, sur la nécessité dite de sauver l'institution.

Bien entendu, tout n'était pas mieux avant, il y avait des personnels incompétents, mal élevés, grossiers. L'équivoque des mots peut dire les choses, mal élevés, en dehors d'une culture d'élévation, révélant l'imposture au sens strict de posture inadaptée, pour le moins.

Dans ces temps-là, j'effectuais un stage dans un service de radiologie conventionnelle, dans une salle que l'on nommait salle 1 – salle des radiographies pulmonaires et salles *d'os*. À cette époque de pléthore de personnel, il y avait, dans cette salle, tout un groupe de manipulateurs en radiologie, plusieurs hommes et une femme, qui au milieu de la matinée arrêtaient tout. Quels que soient la file et les temps d'attente, ils sortaient les sardines à l'huile et le vin rouge sur la table de radiologie et quoiqu'il puisse arriver, le casse-croûte avait lieu. Particulièrement racistes, le mercredi étant le jour des radiographies pulmonaires chez les femmes enceintes, leur plus grande plaisanterie était de dire à l'année prochaine, aux jeunes femmes maghrébines nouvellement arrivées en France et ne comprenant pas le français. Personne ne leur disait rien et dans ce service ils étaient *intouchables*. On ne voit plus jamais de casse-croûte sur les tables de radiologie, mais la violence existe encore et peut prendre de nouvelles et multiples formes. Je me rappelle ce chirurgien, la tête dans les nuages, descendre un intestin entier en jubilant pour nous montrer et nous enseigner une polypose du gros intestin, sans penser, semblait-il au réveil de l'homme qui venait d'être opéré et qui aurait à subir une anastomose à la peau. Il était tout à sa joie de pouvoir nous enseigner quelque chose et d'avoir pu prévenir un cancer chez ce patient.

Aujourd'hui, l'injonction de l'appel au recentrage sur le patient a disparu. Le leitmotiv est désormais de sauver l'institution, bien gérer les budgets, faire attention à la communication, ne pas risquer le procès, ne pas faire de vagues. À défaut du procès spécifique qui peut faire la une des journaux, les procès sont peu craints dans la mesure où il est escompté que les plaignants n'auront pas les moyens d'une longue juridiction. Il n'en reste pas moins que les professionnels de l'hôpital souhaiteraient pouvoir théoriquement donner des soins et non pas les vendre, éthique contre économie. Pourtant, des millions de personnes passent par cet endroit et ressortent soulagés, opérés, avec des traitements médicamenteux, chimiothérapies qui soulagent et endorment les souffrances physiques, des anxiolytiques qui permettent de mieux dormir. Le corps est soulagé et l'esprit suit ce temps d'apaisement.

Du côté des soignants, le syndrome dépressif habituellement appelé *Burn out*, littéralement, *se consumer*, correspond théoriquement à un stress dépassé chez des professionnels. Il se caractérise par trois phases, un sentiment d'assèchement émotionnel, une position de retrait ou de désinvestissement, de déshumanisation et une troisième phase d'attaque de soi et de ses compétences. Cela peut aller jusqu'au suicide. La personne peut refuser tout à coup de travailler, non pas par désobéissance, mais parce qu'elle est convaincue d'être incompétente. En 2004, 15 % des soignants souffrent de troubles psychiques et 9 % seulement sont traités. Je n'ai pas les taux de suicide actuels mais ceux-ci semblent augmenter avec le temps, surtout le suicide de médecins avec la question de savoir ce qui le provoque, prédisposition individuelle ou pression du contexte, en tout cas, cela semble pluri- factoriel mais reste très difficile à analyser sereinement, un voile est rapidement rabattu sur une possibilité d'analyse de situation. Comme dans tout traumatisme, il faut du temps et l'actualité défile rapidement, refoule et nie ce que l'on n'a ni envie de voir, ni de comprendre.

Un lieu de rencontre avec la vie, mais aussi avec la mort

Elle avait rendez-vous pour une mammographie et elle est apparue bronzée, joyeuse et enceinte de huit mois, revenue de ses vacances un peu euphorique et agitée, pourtant sans vraiment d'inquiétude apparente, Elle s'était découvert une boule dans le sein. Tout de suite, j'éprouvai de la sympathie pour elle. Je la fis entrer dans une cabine de déshabillage et nous engageâmes la conversation. Nous avons parlé de ses vacances. Nous avons parlé de sa grossesse de huit mois. Elle était volubile et je ne sais pas si c'était le contexte de cette jeune femme sympathique, mais je me laissais aller à rire et à plaisanter avec elle. Ce qui semblait être un plaisir à vivre convoquait ma sympathie. Tout en bavardant, je lui fis ses quatre clichés et je focalisai un ou deux clichés sur la tuméfaction palpée. Je fis les six clichés radiographiques et la laissai dans la cabine de déshabillage, le temps du développement des clichés argentiques de ces années-là. Je restai déconcertée devant les clichés car ils montraient l'image caractéristique d'un cancer avancé du sein. J'appelai tout de suite le radiologue et radiothérapeute qui prit le relais pour un examen clinique approfondi et des clichés complémentaires sur les creux axillaires, à la recherche de ganglions pathogènes. Il l'accompagna tout de suite dans le service d'obstétrique où l'équipe médicale allait se mettre d'accord avec les chirurgiens sur les décisions à prendre. L'ablation du sein se fit en même temps que la césarienne. La violence de l'acte nécessaire et obligatoire de mettre un enfant au monde et de perdre en même temps un sein, s'imposa.

Le médecin, heureusement a su trouver des mots adéquats et réconfortants. Je restais quant à moi, assez réservée retournant à mon rôle de collaboratrice attentive des besoins du médecin et de la patiente, désolée, alors qu'une certaine proximité s'était établie, prise dans un moment de rupture entre une situation semblant banale à l'entrée et une situation où les extrêmes s'invitaient violemment dans un deuxième temps. J'ai su par la suite que l'opération s'était bien passée, que l'enfant était bien né. Nous ne la revîmes pas en radiothérapie et je ne l'ai plus jamais revue. Je suis restée abasourdie et vaguement incertaine de ma prise en charge. Ce cas illustre les entrevues aléatoires cachées derrière des rendez-vous programmés, au hasard d'un après-midi ensoleillé, dans un service d'imagerie médicale, confrontation en raccourci des jeux de hasard entre vie et mort.

Elle avait quatre ans et je crois que je n'ai jamais cessé de parler d'elle, chaque fois que j'ai pu le faire. C'était un vendredi soir et je faisais un nettoyage de fin de journée et de fin de semaine du simulateur, la salle de détermination des zones à irradier du service de radiothérapie où je travaillais. Le physicien vint alors m'avertir que nous allions recevoir exceptionnellement, dans ce service d'adulte, une enfant de 4 ans pour une irradiation en urgence d'un astrocytome, tumeur virulente du tronc cérébral. Il s'agissait d'un traitement probablement palliatif.

C'était une très jolie petite brunette qui n'avait pas sa langue dans sa poche et qui était très observatrice et curieuse de tout. Elle était très, très maigre et toute sa vie, son énergie semblait se concentrer dans ses yeux et dans sa répartie. Sa tumeur était particulièrement mal placée, très proche du tronc cérébral et de l'hypophyse et une longue discussion a eu lieu entre les radiologues, les cliniciens et les physiciens sur la dose d'irradiation à distribuer, soit dans les limites des doses pour ne pas provoquer une future paralysie, des problèmes de croissance, soit dépasser la dose pour la traiter complètement, mais avec un risque fort de handicap et peut-être d'inutilité. Je me suis très engagée non seulement dans sa préparation, mais aussi par une présence importante dans son suivi à toutes les étapes de son traitement.

Chaque semaine, elle avait une consultation avec le médecin. Ce jour-là, je l'accompagnais et le médecin lui assura que cela allait bien, qu'elle était en bonne voie de guérison. En sortant de la salle de consultation, portée par sa mère, elle lui déclara, tout de go, ne pas avoir du tout confiance dans la parole de ce médecin, ce en quoi sa mère qui était enceinte d'un autre enfant, répliqua que si elle ne guérissait pas, ce serait sa *faute*. J'avoue avoir eu un mouvement interne très agressif et heureusement silencieux envers la mère. Je me suis tournée vers l'enfant pour lui dire que non, ce n'était pas de *sa faute*. Je ne pouvais rien en dire d'autre. L'enfant mourut quelques temps après son traitement et son décès nous fut annoncé par la mère, en même temps que la naissance de l'autre enfant sur un faire-part, signifiant en condensé la naissance de la vie et du départ de la petite fille. Je me suis alors demandé si au lieu du traitement, un accompagnement à la fin de vie n'aurait pas été mieux compris par l'enfant qui avait déjà commencé à déchiffrer les choses. La mère paraissait moins comprendre la situation que son enfant. On peut discuter d'une obligation de parole vraie, sincère ou de la compassion de ce praticien brillant qui montrait une grande distance vis-à-vis de la souffrance. Plusieurs hypothèses sont possibles de l'automatisme à la prise de recul à ne pas montrer ses affects, du manque d'empathie au pouvoir de supporter tous les jours un échec possible des traitements, de leur efficience au regard des douleurs supportées. Être celui qui juge de l'équilibre pour l'autre est une responsabilité que tout le monde ne peut pas assumer idéalement.

Le fantôme de la petite fille me poursuit dès lors, dès que j'écris sur l'hôpital ou dès que j'écris tout court. Elle est toujours là, me demandant de la rappeler à notre souvenir, elle, avec son intelligence féroce, sa vitalité concentrée dans ses yeux, son esprit d'à-propos malin et son corps malingre en prise avec la maladie et l'inconscient familial, prise dans des enjeux familiaux, nous ne saurons jamais lesquels. Depuis, il y a un psychologue dans ce service pour les équipes et pour les professionnels qui sont, eux-mêmes, mieux formés. Très rapidement, j'ai quitté le service et après avoir fait l'école des cadres, pris un poste de cadre, je me suis inscrite à l'université en psychologie en Formation à partir de la pratique (FPP). J'avais besoin d'élaborer plus loin, une pratique. Trop de proximité avec des pronostics péjoratifs dans ce service était difficile à supporter et nous entrainait à plus ou moins long terme dans une certaine mélancolie, mais l'exemple de l'enfant de 4 ans en radiothérapie, ne serait plus du tout le même aujourd'hui. À la suite de procès retentissants sur des erreurs létales, des mesures ont été prises, néanmoins je témoigne aujourd'hui que cela a existé. Car, quoi qu'on en dise ou que l'on ne veuille rien en dire, la pulsion de mort sévit toujours en souterrain, dans des services à haut risque de passages à l'acte et peut rattraper un professionnel dans une idéologie, un acte manqué, une erreur, un oubli, une maladresse, une fatigue.

De ce fait, les employés de l'hôpital ont besoin d'être en nombre suffisant pour exercer leur profession avec une conscience claire et apaisée. Ils ont besoin d'espaces de repos pour se reprendre, se restaurer, se relier les uns aux autres, en collectif. Ils ont besoin de discussions et de partages non pas stériles comme le préconisent parfois les nouveaux managements inspirés et abandonnés par l'industrie, repris par l'hôpital, mais par des paroles enracinées dans des pratiques claires, vivantes et responsables. Ils ont besoin de soutien. C'est pour cela que les multiples réorganisations, restructurations, obligations de turn-over sont si dangereuses pour les équipes dans l'introduction des aléas répétitifs qu'elles imposent dorénavant en permanence. Des infirmières interrogées lors d'une analyse des conditions de travail en urologie déploraient les projets de restructurations incessantes depuis un an qui empêchaient des projets à long terme. L'organisation du service tenait du précaire et de l'urgence et mettait à mal l'ensemble des personnels dans une tension permanente où l'encadrement et l'équipe s'épuisaient à ne pas perdre leur empathie.

L'organisation peut-elle, par sa prise en compte d'une certaine réalité, rendre moins coûteux et brutal, le don de soi à un autre, la conscience économique de répéter les mêmes actes, les mêmes soins, tout en préservant la vitalité de l'Institution ?

Comme le disait un de mes professeurs de psychologie à l'université, la charité et le bénévolat se paient souvent sur la bête, un style un peu provocateur pour dire les métiers de relation, peu payés, peu reconnus qui en appellent parfois à beaucoup de reconnaissance dans une demande toujours renouvelée à un autre, pour un autre. Il ne faut pas s'y tromper, l'hôpital est une armée qui lutte de manière incessante comme aujourd'hui contre les réalités des maladies insérées dans chaque destin. C'est une institution violente qui à la fois protège et combat et la majorité des soignants, du moins ceux que j'ai connus étaient de la race des guerriers, parfois féroces, qui à chaque fois qu'ils perdaient une lutte recommençaient toujours à croire en une victoire possible. Pour certains le don d'eux-mêmes était un devoir qu'il faisaient payer aux autres.

Le XXe siècle a échangé le supposé supplément d'âme soutenu par un absolu religieux par un regard permanent sur la maitrise et le contrôle des corps-supports de la santé, le tout commandé par un cerveau dont le fonctionnement raisonnerait ou résonnerait au travers de l'imagerie médicale. Ce siècle a également modifié le rapport à l'existence, qui de beaucoup plus longue, fantasme l'immortalité. La récente épidémie infectieuse nous rappelle que le corps véhicule irrévocablement sa finitude et sa subjectivité. On ne peut pas aller plus loin que ce point, sauf à imaginer l'au-delà. En cela la médecine d'urgence qui répond du fantasme fait probablement plus rêver que les établissements de gériatrie où la décrépitude physique sévit, se montre, de même pour les établissements psychiatriques, qui se dévoilent eux, dans l'absence à soi.

Infirmes, hier (infirmières), infirmes y est (infirmiers) était l'ironie cachée derrière le jeu de mots qui cherchait à faire entendre le don à l'autre au détriment de soi dans mes années universitaires.

L'hôpital accueille-t-il bien tous ses patients ? Pas sûr.

Le bon vieux temps était-il âge d'or ? Pas sûr, non plus.

La reconnaissance est-elle suffisante pour le dévouement à la limite des professionnels ? Est-elle seulement possible ?

Si on accepte momentanément la nomination d'hôpital-entreprise, quel serait donc l'objet fabriqué ? - Objet réparé, amputé, irradié ou traitement des symptômes ?

Nombre de malades porteurs du SIDA dans les années 1980, ont pu dire que leur maladie avait redonné un sens à leur vie, une nouvelle identité. Avec leur maladie, ils savaient à nouveau pourquoi ils vivaient et qui, leur semblait-il, ils étaient vraiment devenus. Ils savaient le pourquoi de leurs choix, mais ce voyage héroïque d'une lutte *à mort* en lieu et place de l'hôpital, interroge encore. Les politiques et experts sur l'hôpital que je regarde chaque jour, depuis que j'ai cessé mon activité, déployer leurs arguments à la télévision, n'en finissent pas de chercher des solutions économiques, économiques dans le sens de l'économie de marché ou de l'économie d'actions à mettre en place en occultant la réalité des idéologies et la subjectivité des soignants et soignés, soi niant et soi nié était un autre jeu de mots.

Malaise à l'hôpital

Franco Fornari,[19] neuropsychiatre et psychanalyste italien participant à l'ouvrage sur l'institution et les institutions, dirigé par René Kaës, reprend le concept d'Eliott Jaques, psychologue canadien sur le pouvoir contenant des institutions. D'après lui, les institutions peuvent être considérées comme des structures de défense contre le retour d'angoisses primitives. Les religions, la philosophie, la psychanalyse, la médecine, la politique tentent d'en découvrir les clefs.

Les évolutions s'inscrivent dans les discours du temps. La modernité de l'hôpital a troqué un discours religieux contre un discours économique et scientifique et cette transmutation laisse percer une confusion sur ce qui serait la vie en relation avec la morale, le bien et le mal. Les discours originaires orientés vers l'idéal d'un au-delà inaccessible mais rédempteur ont été remplacés par un discours vers un présent bien plus matérialiste, individualiste et une dette à rembourser, elle très réelle, chaque année plus abyssale. Il y a donc un écart, voire une contradiction, entre les restes des représentations que l'on se fait de l'hôpital, lieu de compassion et une réalité plus concrète. Par-delà le bien et le mal, si les aspects religieux et inspirés des discours d'avant pouvaient induire de

[19] Franco Fornari : Pour une Psychanalyse des Institutions in L'Institution et les Institutions ; (R. Kaës - collectif) ; Études psychanalytiques, Collection Inconscient et Culture ; Éditions Dunod ; Paris – 1988 – pp. 95-127.

l'abandon de soi et du mysticisme, l'héroïsme et le don sont toujours présents mais ont pris d'autres formes, bien plus circonscrites dans des règles de management, empreintes du pragmatisme du quotidien.

J'ai eu récemment connaissance de l'expérience d'une personne devant subir une chirurgie bénigne d'un pied. Elle a choisi une clinique privée avec une vraie réputation d'efficacité. Effectivement l'opération sous anesthésie loco régionale s'est bien passée et le chirurgien à peine une semaine après l'intervention, lui recommande de faire sa propre rééducation et de reprendre ses activités en prenant appui progressivement sur son pied opéré. Les informations sur la chirurgie ont été données très précisément à la patiente. Il lui a été dit que les os ont été fracturés, qu'il n'y a pas de matériel et qu'ils se remettront tout seuls. Il faudrait faire attention à ne pas les déplacer. Ces explications logiques à l'extrême, visent la responsabilisation de la patiente dans ce process. Rien à dire, la fracture reste possible, mais de la responsabilité du malade.

Il manquait cependant dans ces certitudes scientifiques, l'écoute des effets de ce discours sur la patiente. Le rééducateur ne l'a pas interrogée sur ses ressentis et sur son anxiété qui montait en lien avec des représentations d'os du pied qui ne tenaient *même pas, par un fil*. Cela s'est terminé par une joute verbale entre le chirurgien et sa patiente, les deux probablement stressés, angoissés pour des raisons différentes, ce jour-là. Les professionnels étaient fort aimables et les protocoles semblaient maitriser de bout en bout, un contrôle parfait des process, mais le diable est dans le détail et vient, de temps en temps bousculer les meilleures volontés.

Dans les années 1970 – 1980, les durées de séjour hospitalières étaient d'environ 15 jours. Ma mère avait coutume de dire *c'est comme la guerre, on sait quand ça commence, on ne sait pas quand cela se termine.*

De telles durées de séjour sont quasi inexistantes. L'hôpital est le lieu de l'intervention et de la chirurgie ambulatoire et non plus d'une possibilité de convalescence qui se réalise, très rapidement à l'extérieur, dans les maisons de repos, elles aussi rares et chères. Par souci d'économie, la collectivité ne peut plus prendre en charge des temps de convalescence trop longs, y compris en psychiatrie. La durée de séjour en maternité est d'environ deux jours, sous-estimant très certainement le besoin de repos de quelques mères, les conditions d'allaitement du bébé, la surveillance de nouveau-nés qui pourraient se trouver en danger, mais il est dit que la grossesse n'est pas une maladie, qu'avant, les agricultrices retournaient aux champs dès la naissance réalisée, alors c'est possible de renvoyer les mères à leur quotidien, alors…. Les hôpitaux psychiatriques, les services d'urgences et la gériatrie, les services de maternité laissent parfois particulièrement filtrer ces violences primitives qu'elles viennent des soins, de l'état des malades ou de la demande de reconnaissance abyssale et profondément inconsciente des soignants fatigués. Tous demandent que leurs souffrances soient prises en compte, mais elles ne sont pas que douleur physique et se guérissent différemment de la seule opération organique.

Le système veut se continuer à l'infini, sans trop s'interroger sur les singularités. Les professionnels, épuisés, demandent à s'éloigner d'un trop-plein de morbidité et de passion.

« On est maltraitant » - disent-ils – *« … Et on ne le veut pas… ».*

Ce n'est pas toujours pour attirer l'attention des médias. Ce sont parfois leurs convictions profondes, mais l'argumentation ne convainc pas ceux qui ne veulent ou ne peuvent l'entendre. Le sujet de la violence à l'hôpital et dans les soins est complexe. La violence la plus dissimulée et en même temps très visible se concentre dans des attitudes de mépris, des mutismes trop denses, des yeux levés au ciel, des regards rapides sur la montre.

La loi du silence se joue en interne et en externe, la diffamation et les médisances restent très présentes. Dans l'ennui provoqué par l'obligation d'une trop grande mise à distance ou le désintérêt provoqué par la répétition et la négation de soi, par défaut de sens et perte d'énergie inutile, les jeux d'acteurs s'installent, se multiplient jusqu'à rendre fou l'emballement de l'organisation. Non, l'hôpital n'est pas un endroit gentil et bienveillant où tout le monde pourrait trouver sa place. Oui, c'est un endroit sans arrêt en alerte. Oui, les soignants n'en peuvent plus de tenter de se dévouer pour se faire cracher dessus. Ils n'y trouvent plus leur rédemption.

La phrase à la mode dans les équipes, depuis quelque temps est qu'*il faut savoir se protéger*. De qui ? De quoi ?

On oublie parfois que le travail à l'hôpital se trouve confronté à la violence de soins douloureux pour le patient, à la subjectivité de chacun, à l'annonce de diagnostics difficiles où le pronostic vital est engagé, aux corps amputés, aux manques, aux crises de démence. Agitations, cris, insultes, actes de violence, telles sont les situations subies au quotidien dans les services hospitaliers, en particulier les établissements hospitaliers des personnes âgées dépendantes, les services de court séjour et de rééducation en gériatrie, les hôpitaux psychiatriques et les services d'urgence, qui acceptent tous les stigmates des brutalités sociales et des interdépendances.

Lors d'un de mes premiers stages en neurologie en 1974, j'ai vu pratiquer sur de très jeunes enfants hydrocéphales et porteurs de malformations neurologiques, des examens radiologiques redoutables. Dans un autre service, j'ai vu un chirurgien fou violenter un enfant en hurlant car il n'arrivait pas à réaliser une cystographie transcutanée, sous l'œil et dans un silence impressionnant de toute une équipe muette et sidérée, mais respectueuse de la hiérarchie. Personne ne lui a dit de se calmer et de sortir de la salle pour faire place à un autre. Il n'y arrivait pas et probablement son égo se morcelait et s'effritait sous le regard de l'équipe.

Comment résumer la problématique de cet espace, qui se veut médical, mais est le reflet de notre société sous-estimant l'histoire et le contexte, la subjectivité ? Comment en extraire la substantifique moelle ?

Lors d'une restructuration dans laquelle j'intervenais, je me suis trouvée en conflit d'intérêt et de valeur avec une DRH, conflit vu comme conflit de personnes sur lequel soufflaient quelques personnalités intéressées à l'envenimer, éloignant ainsi d'elles des risques potentiels et jouant leurs propres stratégies opérationnelles. Heureusement appelée par les DRH, qui m'ont demandé de rendre des comptes et de rentrer dans le rang, j'ai pu déployer mes arguments. Je n'ai pu m'empêcher de pointer les diffamations qui mettaient à mal, non seulement mes compétences et ma probité, mais touchaient plus largement plusieurs autres personnes, en particulier un groupe de directeurs, qui cherchaient à se faire entendre et qui n'étaient pas d'accord avec la violence des transformations mises en jeu par le rouleau compresseur du projet. Les contradictions du système permettaient des jeux d'acteurs indélicats.

Étions-nous tous réellement des incapables et des incompétents ? ai-je demandé en réassurant sur ma loyauté depuis tant d'années ou s'agissait-il d'autre chose, de managements qui divisaient et séparaient les protagonistes de leur humanité.

En 2000, une circulaire ministérielle[20] demande à mettre en place des observatoires pour faire remonter les situations de violence. Cette circulaire préconise l'achat de matériels de sécurité, des formations supplémentaires, le renforcement des personnels de sécurité… Pour donner suite aux préconisations, de nombreuses caméras ont été mises en place. Les personnels de sécurité ont été professionnalisés. Des matériels ont été achetés, mais la gestion de l'objet violence reste toujours difficile à analyser et à circonscrire. Vers cette époque, des observatoires ont été mis en place localement pour comptabiliser les situations de violence, repérer leur augmentation et faire remonter à l'échelon national les situations les plus dangereuses. Des fiches de déclaration des situations de violence ont été distribuées aux personnels pour qu'ils puissent les signaler. Dans les observatoires, selon les établissements, un groupe de prévention lisait les fiches de déclaration des situations de violence rédigées par les professionnels et je me rappelle l'anecdote d'un directeur qui trouvait que les personnels exagéraient. Il faisait un tri par la poubelle des fiches qui ne lui plaisaient pas. Cela ne semblait choquer personne.

En 2015, on commence à parler de violence institutionnelle avec un grand embarras pour arriver à la définir. Un groupe projet dont j'ai fait partie a commencé à définir la violence institutionnelle par ce qu'elle n'était pas : règles institutionnelles, règlements intérieurs, obligations de service... Le groupe définit alors comme causes de violence, l'intensité et les temps de travail, les

[20] Circulaire n° DHOS/P1/2000/609 du 15 décembre 2000 relative à la prévention et à l'accompagnement des situations de violence à l'hôpital.

exigences émotionnelles, le manque d'autonomie, les mauvais rapports sociaux au travail, la souffrance morale, l'insécurité dans les situations de travail. Le très bon article sur la négation de l'autre et la violence institutionnelle de *Gilles Vidal*[21], psychologue clinicien met des mots utiles sur la violence et le machinisme qui écrase le sujet pour des fonctionnements collectifs décérébrés.

... Rester sourd et aveugle aux signes que nous fait l'autre...

Depuis, ce sont des milliers de déclarations qui ont été rédigées. Divers signalements de soignants témoignent de la violence subie. Une aide-soignante se plaint des propos injurieux d'une de ses collègues. De nombreux personnels regrettent en gériatrie la violence des patients au moment des soins, des repas ou de la rééducation. Ils signalent les griffures, gifles, propos racistes, crachats. Un soignant déplore le refus de coopérer d'un agent de sécurité, car il n'a pas les bonnes consignes alors qu'il y a une situation dangereuse dans un service. Un signalement d'une situation de 2009 stipule que depuis septembre, date d'entrée dans son unité, à la suite de propos racistes d'un de ses collègues, un ouvrier souffre d'insomnies et a repris le tabac pour apaiser son stress. Une autre déclaration dit qu'une personne âgée est entrée en état de démence à la suite d'une demande frustrée d'une collation le soir, alors que les repas avaient été desservis. Se voyant refuser cette collation, elle

---

[21] Gilles Vidal : Négation de l'autre et violence institutionnelle ; l'Esprit du temps, champ psy ; n°33 ; 2004/1 ; pp. 105-116.
… Nous pourrions la nommer violence silencieuse, négative, violence par soustraction, il s'agit d'une violence par ignorance de l'autre ; rester sourd ou aveugle aux signaux de l'autre, ne rien voir, ne rien entendre, faire comme s'il n'existait pas, lui qui s'épuise à faire signe dans un désert de sens….

est entrée dans une grande colère. L'équipe de nuit, effrayée a rédigé une déclaration de situation de violence.

J'ai réalisé une observation et une analyse avec la méthodologie de l'arbre des causes[22] pour une situation qui a failli très mal se terminer, où a été engagée une dizaine de personnels, infirmiers, aides-soignants, agents de sécurité, pour un patient de 70 ans, dément mais ayant fait dans sa jeunesse des arts martiaux. Il a failli tuer l'agent des services de sécurité, terrorisé et non formé et mis à mal une infirmière et une aide-soignante qui ont souffert par la suite de troubles avérés post-traumatiques et ont bénéficié d'arrêts de travail longs.

On pourrait multiplier par mille ce genre de signalements et l'impuissance à y répondre de manière appropriée. Les injures et les menaces dans les services d'urgence montent lorsque les temps d'attente sont de quatre heures et plus ou lorsque les personnes présentes pensent qu'ils subissent un traitement inégal. Dans un service de radiothérapie, il y a déjà quelques années, un après-midi, nous étions surchargés par le nombre de traitements à réaliser ou à débuter, un patient a attendu tout l'après-midi sur son brancard, il y avait toujours quelqu'un à faire passer avant lui. Le lendemain, il était mort. C'était un patient, très patient. D'ailleurs, nous remarquions souvent que les plus calmes d'entre eux étaient ceux qui étaient le plus atteints, les moins atteints, eux, avaient encore suffisamment de vie en eux pour nous embarrasser et mettre le bazar.

[22] Arbre des causes : méthodologie d'enquête, qui permet de relever les causes d'un accident du travail. Méthodologie longue et participative, elle permet de rediscuter avec un groupe de travail des solutions à trouver. Elle met à distance la question de la culpabilité.

La violence est plus que jamais d'actualité dans cet univers qui devient, par défaut, de plus en plus procédurier. Elle peut exclure une personne non désirée du groupe social et lui faire vivre l'épreuve de l'isolement et d'une grande solitude. C'est la fameuse *mise au placard.*

Elle peut toucher tout le monde du haut au bas de la pyramide hiérarchique, celui qui n'est plus d'accord avec la norme, qui ne peut pas ou ne veut plus intégrer les usages du groupe. Je me souviens d'une discussion avec un pharmacien, responsable de la pharmacie, vieillissant, désarmé, au sous-sol, isolé dans un vaste espace vide, me disant qu'il avait pensé au suicide en passant sur un pont, mais que le lien à sa famille l'avait retenu. Il terminait là sa carrière, puni dont on ne savait quoi, dans un silence absolu sur ce qu'il pouvait éprouver et ce qu'on lui reprochait. C'est la désignation du bouc émissaire qui peut conduire celui qui est nommé, au passage à l'acte. Je me souviens de ce directeur, totalitaire et singulier, dépendant à l'alcool, misogyne, théâtral, dont le système pendant des années a sous-estimé les extravagances. Puis, en une semaine, il s'est retrouvé au placard, sans un mot, alors que cela faisait des années qu'il aurait dû faire l'objet au moins d'une discussion et d'un recadrage. L'époque avait changé. Je n'ai pas pu m'empêcher de le plaindre.

La violence désigne les êtres, l'image, l'âge et bien d'autres signes manifestes. L'épidémie du Coronavirus (Covid-19), l'air de rien a mis un accent aigu, grave sur les personnes âgées, les obèses, l'hypertension et le diabète, signes indicibles mais à lire entre les lignes à la fois d'un discours bienveillant et perfide sur des supposés laisser-aller, incivilités, exclusions dont on ne pourrait pas dire la réalité. J'ai déjà entendu deux ou trois chroniqueurs dirent que la maladie ne touchait que les vieux et les obèses. L'épée du jugement n'est jamais bien loin, mais la violence exercée sur les corps au nom de la norme est chronique et traverse le temps, même si elle transfère son regard des uns sur les autres. Ma mère relatait souvent la férocité de certaines religieuses qui accouchaient des parturientes qui criaient trop ou pire de femmes dont la fausse couche était soupçonnée de n'être pas tout à fait naturelle. Elle nous relayait la violence de leurs propos.

L'obéissance fait loi dans la fonction publique, même si un vague article peu connu, dont on parle un peu comme l'Arlésienne et dont on ne connaît pas l'origine stipule que l'on peut désobéir si l'on se sent en danger ou si notre éthique est trop mise à mal. Une fois de plus, il faut trouver les bons mots, le bon ton et cela s'apprend avec le temps. C'est un tissage entre soi et l'autre, extrêmement délicat. J'ai commencé à apprendre alors le silence de l'hôpital avec ses tabous et ses soubresauts mystiques et christiques, entre moralisme, maltraitance, masochisme et normalisation, héroïsme, pour se défendre du chaos. Lorsque la violence ne peut pas être médiatisée, orientée à l'extérieur, elle se retourne contre soi ou en interne, contre l'institution elle-même. Un directeur me disait que l'hôpital ne devait pas faire de social.

Nous ne sommes pas là pour cela, disait-il. L'hôpital n'a pas à s'occuper du social.

Comment faire alors pour séparer le corps et l'esprit, la subjectivité et l'objectivité ?

La dépression signe l'échec de la résolution du problème en économie comme en psychologie dit René Kaës[23]. Il

---

[23] René Kaës (collectif) : Crise, rupture et dépassement (1979) ; Collection Bordas ; Éditions Dunod ; Paris – 1990 – p.14

... *Le marasme, la dépression, en économie comme en psychologie, signent le sentiment d'une impuissance à rétablir l'intégrité d'un processus....*

s'agira alors de pouvoir recréer un intervalle de transition, d'apaisement et d'écoute des intentions de l'autre. Cela ne tient pas de la recette de cuisine. Il peut y avoir des analyses de pratiques réalisées par des professionnels compétents, avec, parfois, quelques impostures.

Nous sommes convoqués, par des discours différents et tranchés, dans des idéologies affirmées, distinctes les unes des autres, discours scientifiques ou politiques, discours de savoirs, mais comme pour l'éducation et l'enseignement, notre société a fait ressurgir autre chose et cette autre chose, sous-jacente, indéfinie et innommée, étrangère, inquiète. Les clivages habituels, défensifs, protecteurs, injustes, déterminés, féminin/masculin, psyché/soma, utiles/inutiles… pourraient ne plus tenir longtemps.

Cela risque de modifier la donne pour les années à venir. Tout au long de mes années professionnelles, j'ai bien été obligée de constater que l'hôpital public traitait au prétexte des maladies les passions humaines et les débordements pulsionnels, très souvent compensés par des dépendances. Pour répondre à ces symptômes, les décisions politiques ont été multiples et parfois radicales, mises en ordonnances[24] par la loi. Nous jouons là sur le terme *ordonnances*, le même mot qui, pour le législateur et le médecin, désigne la fonction de soigner et de contrôler les symptômes, physiques ou sociaux, avec, par là même, une partie de la répartition ou répression des désirs et de la subjectivité.

---

[24] L'ordonnance est une décision prise par un juge, dans une situation de crise particulière. Le juge, comme le médecin, statue, seul, dans certains cas, dans son cabinet, hors audience publique.
Les ordonnances Juppé de 1996, intègrent l'évaluation, l'analyse et les contrats d'objectifs et de moyens de l'activité des établissements de santé dans la Réforme Hospitalière de 1991.
En 2020, 42 ordonnances sont statuées dans le cadre de la crise du Covid-19, entre mars et avril 2020.

Cette recherche de contrôle social pour garantir et maintenir une santé publique, un ordre, une culture, une civilisation comporte un risque non négligeable d'échappée d'un reste pulsionnel regroupé sous les vocables *violences*, avec, on le voit actuellement, une montée en puissance de ces phénomènes qui défieront les bonnes volontés. Comme le dit l'adage, *le diable est dans le détail.* Parfois il s'échappe pour provoquer le désordre de ce qui se voudrait ordre et organisation, une homéostasie que l'on voudrait immuable et qui en appelle à l'inanimé.

Sigmund Freud, dans Malaise dans la civilisation[25], nous dit que *L'Homme civilisé a fait l'échange d'une part de bonheur possible contre une part de sécurité* ».

Plus aléatoire, la vie sème un bénéfique désordre dans l'ordre de l'inanimé. Il n'y a pas de civilisation sans culpabilité. L'évolution s'impose et sème le désordre créant des confusions, mais également la nécessité de la re-création.[26]

---

[25] Sigmund Freud (1929) : Malaise dans la civilisation ; Collection Bibliothèque de Psychanalyse ; Éditions PUF ; Paris – 1971 - 107 pages ; pp. 16-33

[26] René Kaës : Ibidem – p. 6

... La création est assurément l'alternative de la vie aux composantes létales de la crise, mais elle utilise les forces de la mort pour frayer sa voie....

Le symptôme, un révélateur

Nous l'aurons compris, dans l'environnement hospitalier, complexe, décrit plus haut, les personnels hospitaliers vont être engagés dans de multiples relations et injonctions souvent paradoxales qui se devront de rester contenues. Ils auront à prendre soin et devront répondre de leurs actes, obtempérer à l'impossible, être opérationnels sans se blesser mais sans se déshumaniser. Ces épreuves demandent beaucoup d'énergie physique et psychique sur une durée de huit, dix ou douze heures. Une partie d'eux, de leurs inquiétudes seront murées par les institutions et leurs propres dires ne pourront pas exprimer ce qu'ils pensent en vérité. Cela donne alors un discours écran stéréotypé qu'il est non seulement difficile mais parfois dangereux d'aller extirper[27].

Les restructurations, les réorganisations, les fermetures d'établissement, les regroupements d'hôpitaux ont été, tout au long des dernières années - environ depuis le milieu des années 90 - début des années 2000, un moyen de traitement des différentes crises surtout financières. Elles ont tenté de rétablir un équilibre mais elles diffusent lentement depuis lors, un sentiment d'insécurité préjudiciable au calme et à une sérénité indispensable aux soins, à l'écoute, à la sécurité des soins. Elles participent, insidieusement et sans

---

[27] René Kaës : Ibidem ; p. 4
... Ce que Jean Blegger appelle le cadre, c'est-à-dire le réceptacle des parties non différenciées – psychotiques ou symbiotique – de la personnalité....

volonté particulière de quiconque, de stratégies qui se devraient de rester assoupies dans une société apaisée ou tout au moins sachant réguler de manière souple ses turbulences.

Je souhaiterais parler ici d'une étude des plus confuses, car très tactique que j'ai eu à réaliser. C'était le mandatement d'un CHSCT[28], la demande d'évaluation de la mise en œuvre d'horaires en douze heures pour des équipes d'infirmiers de gériatrie dont les horaires matins/soirs en huit heures ne correspondaient plus au contexte.

J'ai réalisé des entretiens individuels et des observations sur place avec l'ensemble des personnels soignants de cinq équipes de gériatrie. Dans le contexte, les directions souhaitaient attirer un personnel manquant en gériatrie. Les personnels sortants de l'école étaient contraints à travailler en gériatrie, les représentants du personnel interrogeaient la durée et la charge mentale dans ce laps de temps de travail, mais ne voulaient pas se mettre en porte à faux avec les directions et les personnels. La médecine de santé au travail était réservée, trouvant difficilement un positionnement d'entre-deux. Le CHSCT m'a mandaté, mais les directions, les syndicats et la médecine du travail ne souhaitaient pas particulièrement entendre les conclusions. De fait, il y avait un intérêt commun à ce type d'horaires pour les directions et les personnels.

---

[28] Comité Hygiène, de Sécurité et des Conditions de Travail (CHSCT) : Instance pluridisciplinaire présidée par le directeur et dont les représentants du personnel sont les acteurs principaux avec le service de médecine de santé au travail. Les autres participants sont des experts invités (directeur des soins, assistante sociale, responsable technique…) à donner leur avis mais n'ayant pas droit et légitimité à voter les décisions.

Dans le contexte, les jeunes soignants devaient signer un contrat en début de carrière pour trois ans en gériatrie, car la spécialité n'était pas choisie d'emblée. Ces soignants, contraints, malgré une grande empathie pour les patients ne se sentaient pas forcément à leur place en gériatrie, mais au jour le jour, c'était trop difficile à expliquer pour se faire entendre et comprendre. Avec les 12 heures, ils avaient donc le choix de venir plus longtemps sur une journée et moins souvent avec de nombreux jours de récupération. Ils pensaient que la fatigue accumulée en 12 heures serait compensée ainsi. Ce qui n'était pas tout à fait vrai car pour certains, ces jours-là étaient aussi occupés par des petits boulots complémentaires, les enfants, des activités sportives *pour se laver la tête*... Tout ceci ne pouvait s'énoncer clairement.

La demande d'analyse n'aurait jamais dû avoir lieu avec ces aprioris, néanmoins laborieuse, elle a été très intéressante pour une compréhension du jeu systémique des acteurs. En analysant les entretiens des professionnels, nous pouvions comprendre, qu'ils cherchaient à venir le moins souvent possible en gériatrie, services qui leur avaient été imposés et qui les affectaient plus qu'ils ne pouvaient le dire. Les horaires en 12 heures sur deux ou trois jours par semaine leur convenaient dans les compromis possibles entre vie personnelle et vie au travail. L'analyse démontrait l'envie des interviewés de ne pas trop mettre de présence dans leur activité professionnelle, mais cet impossible à dire était dissimulé derrière un grand nombre d'arguments rationnels comme faire des économies d'essence en venant moins souvent, faire des économies de garde d'enfants, mieux répartir le travail dans la journée Lors des entretiens, les soignants s'étaient mis d'accord sur ces arguments objectifs qu'ils répétaient tous les uns après les autres.

En entendant cette répétition d'arguments associée au leitmotiv d'avoir ainsi plus le temps de mieux répartir le travail dans la journée, j'ai demandé à avoir des précisions, des exemples concrets, surtout pour une possible réorganisation des tâches. Les réponses précisaient que les toilettes et les douches pourraient se donner l'après-midi, ce qui, bien entendu n'était jamais fait dans une organisation du travail quasi militaire : lever – 7 h ; petit déjeuner – 7 h 30 ; soins de 7 h à 10 h, passages répétitifs de la distribution de médicaments (4 à 5 fois par jour), couchers à 15 h, dîners à 18 h 30. Ce n'était pas mensonge, ce n'était pas stratégies gratuites, c'était tout l'art de voiler et de comprendre en quoi l'imaginaire subvient à l'indicible d'une répétition des actes de soins structurant la journée et permettant d'agir sans penser, sans réfléchir pour s'économiser le plus possible. Ce qui était dit devait constituer un voile pour maintenir les compromis. Par ailleurs, l'organisation militaire avait aussi l'intérêt de donner des repères à des patients désorientés.

Je n'ai pas compris tout de suite l'accord implicite entre les directions et les personnels. L'analyse avait été demandée en CHSCT par les organisations syndicales. Les représentants du personnel n'ont, bien entendu, jamais demandé des conclusions car ils ne souhaitaient pas connaître des résultats dont ils avaient par ailleurs connaissance et, par conséquent, se mettre à dos les desiderata des soignants. Il leur fallait garantir leur potentiel futur électorat. Les médecins du travail étaient opposés aux douze heures en gériatrie, questionnant les conséquences mais ne souhaitaient pas entrer dans un conflit. Je pense qu'ils avaient compris les alliances et préféraient se taire. Dans ce contexte, les restitutions des analyses aux différentes parties ont été terriblement compliquées puisque rien ne pouvait se dire. Ma position a été particulièrement impossible entre maintenir l'homéostasie et prendre en compte les subtilités du travail dans ce complexe de gériatrie.

Alors pourquoi réaliser cette évaluation. Refuser était impossible, dire uniquement ce qu'il m'était demandé de dire était également impossible. Des études avaient été réalisées par d'autres services de santé au travail, statistiques, fournies, qui allaient plutôt dans le sens d'une fatigue importante dans ce type de service et une possibilité d'oublis en fin de journée. Supporter les cris de quelques patients âgés, confus, en fin de vie, était difficile en 12 heures. Quelques personnels avaient déjà dans leur passé eut des épisodes de burn-out ou de dépressions. Cela m'intéressait de comprendre les conséquences de ces choix. Après coup, je pense que j'aurais pu au moins mettre en lumière l'intérêt des accords entre personnels et directions, mettre en évidence quelques difficultés et mettre un point final rapide à un approfondissement des choses et à une entrée dans des conflits plus durs. Le système était défensif et n'acceptait pas les nuances, mettait beaucoup d'énergie à masquer les choses, mais cela ne convenait pas à mon éthique et à mes curiosités.

Finalement de mes conclusions qui étaient en accord avec les nombreuses études qui sortaient dans la littérature, j'ai choisi de donner des arguments factuels « *pour* » et des arguments « *contre* ». Dans les arguments pour, il y avait le fait que les personnels étaient en accord avec la demande et s'en accommodaient. Les infirmières pouvaient en théorie répondre toute la journée aux sollicitations des médecins et des familles. Dans les arguments contre, il y avait les risques de surcharge mentale et d'oublis au bout de 12 heures avec des conséquences sur la qualité du travail, difficiles à évaluer. Quelques personnes disaient qu'elles repensaient à leurs oublis sur le chemin du retour et retéléphonaient dans le service. Pour d'autres personnels de nuit qui habitaient loin de leur travail, l'heure de retour au petit matin, rallongeait les temps de veille. Dans un premier temps, seuls les arguments *pour* furent retenus et quelques années plus tard, alors que les directions ont choisi de supprimer les horaires en douze heures en gériatrie, seuls les arguments *contre* furent employés.

Je ne résiste pas à raconter l'anecdote suivante. À un moment des restitutions, au plus fort des contradictions, je devais restituer en CHSCT des conclusions que personne ne souhaitait. Le directeur était venu spécialement pour entendre ce que j'avais à dire et je craignais que si je déroge à une règle non dite d'adhésion sans condition au système, la discussion s'envenime. J'ai averti quelques organisations syndicales que j'allais présenter un diaporama qui ne voulait rien dire, mais je ne me sentais pas de me mettre au centre de l'arène. J'ai produit cinq diapositives de bla-bla et la présentation a été reçue dans le plu grand silence et classée sans suite. Le directeur est sorti tout de suite après la présentation sans un mot. Ce qui ne m'a pas empêché de dire, mais de manière plus confidentielle ce que j'en pensais vraiment, à chacun, à d'autres moments. Je reste persuadée cependant que ces discussions, même conflictuelles et incomprises, ces analyses auront eu des effets enseignants à plus ou moins long terme. Finalement, c'est pour cela que j'ai aimé quand même travailler avec eux tous. Ces situations conflictuelles entrainaient la connaissance du système. Les différents protagonistes arrivaient en fin de compte, à me faire rire de la situation, pas toujours, mais souvent. Le système a parfois besoin d'un clown, d'un Auguste ou d'un fou du roi pour être un messager dans l'entre-deux. Je crains parfois d'avoir joué le rôle.

L'hôpital ne manque pas d'intelligence, on pourrait même dire, c'est le problème, car elle se doit de rester modeste et souvent cachée. Les différents niveaux culturels et intellectuels de mes interlocuteurs me donnaient l'impression d'être parfois enfermée dans une tour de Babel où chacun jouait ses stratégies et composait avec ses propres codes, où l'accession à la compréhension demandaient à intégrer des rites ethnologiques. Le clivage entre les services et établissements, des méthodes bien choisies entre les différents agissements rendaient possibles la continuité d'un système archétypal. Dans de pareilles situations, les mots pour le dire et pour se faire entendre étaient très difficiles à trouver. C'est cependant ce qu'on nous demandait, soit, *aller y voir*. Comme nous le disions, il nous fallait *faire les pompiers* toutefois en *ne faisant pas de vagues*. De toutes ces années riches en apprentissages, au plus près du cœur d'un certain pouvoir, je souhaite en retranscrire quelque chose.

Le don et la dette

Je souhaiterais reprendre à mon compte et dans des termes un peu différents, attentive à ne pas le plagier, d'ailleurs le pourrais-je ? - les hypothèses de la recherche très intéressante de Christian Geffray[29] dont le titre est le Nom du Maître, car elle me semble soutenir et contenir certains éléments de ma propre recherche, termes que je n'aurais pu de moi-même et dans un premier temps articuler de meilleure manière :

Quel rôle joue la double articulation de l'histoire des individus sur l'inconscient des cultures et de l'historicité de celles-ci sur l'inconscient des individus à partir du double lien du sujet et de l'histoire du lieu fermé et historique de l'hôpital, tel que j'ai tenté de le décrire plus haut.

Si nous reprenons l'idée de l'hôpital public, lieu de transit d'une demande de réparation de l'impermanence, d'une difficulté à séparer clairement somatique, psychique et société, une des hypothèses serait l'impossibilité d'envisager son évolution, dans la mesure où ce lieu accueillerait alors les discours passés et présents de la civilisation. Les projections pour l'avenir, les décisions intermédiaires, sans

---

[29] Christian Geffray : Le Nom du Maître ; Contribution à l'anthropologie analytique ; Collection Hypothèses ; Éditions Arcanes ; Paris ; 1997 – 211 pages – p.9

... *Autant de questions dont l'auteur se saisit aux fins d'élargir sa réflexion sur le rôle de l'inconscient individuel sur le lien collectif, non pas sur le mode du fantasme collectif que réfutait Foucault, mais sur la double articulation de l'histoire des individus sur l'inconscient des cultures et de l'historicité de celles-ci sur l'inconscient des individus....*

en évaluer toutes les conséquences, seront impossibles. C'est assez vrai pour toutes les décisions mettant en cause les organisations à très court terme.

La montée des incivilités et des violences, la désacralisation évidente de l'institution font la démonstration du retour du malaise dans la civilisation au regard des crises que nous vivons depuis les années 1990. Pour Freud, l'Homme ne veut pas forcément son propre bien. Pour Lacan, l'institution c'est l'Autre, le lieu du social et de la loi, lieu où la personne au singulier aura à faire à la fois avec son histoire, sa mémoire inconsciente, son moi-idéal et les *nous* sociaux, concept défini par Christian Geffray. Pour cet auteur, la caractéristique du concept *nous* qu'il tente de déployer, est un précipité des investissements d'objets abandonnés, il contiendrait l'histoire des choix d'objets et la synthèse de symptomatologies individuelles traitées collectivement. Il y aurait alors quelque chose comme un résidu fondamental au cœur de l'humanité qui stagnerait dans ce lieu, nommé *hôpital public*.

Une dette est ce que l'on doit à l'autre lors d'un échange contractualisé ou non. La dette symbolique est un paiement subtil et allusif, culturel, obligation de répondre de la place que l'on tient dans l'échange contracté. L'objet en est souvent inconnu.

Paul Fustier[30], professeur émérite, enseignant la psychologie, décédé en 2016, a mis en évidence deux types principaux d'échanges, primaire et secondaire. L'échange primaire s'apparenterait à un fonctionnement familial et affectif où les liens entre les acteurs seraient entretenus par des dons, cadeaux, objets. L'échange secondarisé est,

[30] Paul Fustier : Le lien d'accompagnement – Entre don et contrat salarial ; Collection Action sociale ; Éditions Dunod ; Paris ; 2000 – 238 pages.

contractualisé, souvent financier, moins affectif, plus économique, mais ce n'est pas suffisant. Dans nos sociétés issues de la religion judéo-chrétienne, le prix de la culpabilité reste le prix à payer au surmoi, instance régulatrice née du conflit œdipien issu des mythes de la tragédie grecque et des embrouilles familiales. Dette par laquelle chacun et la communauté s'engagent et se reconnaissent secrètement de son inscription dans l'ordre de la Loi. L'évolution actuelle de notre société libérale réinterroge clairement ces mythes fondateurs. La dette contractée comme échange ou comme dû.

L'hôpital est passé à l'ère moderne dans les années 1970 et contractualise maintenant des échanges devenus plus commerciaux. Il n'en reste pas moins que la morale s'inscrit encore dans ses murs, lutte avec le pragmatisme. Jusqu'aux années 1980, à l'hôpital public, les religieuses, nombreuses, étaient rémunérées de manière inversement proportionnelle à leurs temps de présence et à leur dévouement. En contrepartie, elles avaient l'assurance d'avoir une place privilégiée au paradis comme remboursement du don d'elles-mêmes. La professionnalisation des infirmiers et infirmières, le droit sur les conditions de travail s'appuient dorénavant sur le paiement d'une dette terrestre à rembourser. L'économie réelle est venue pour une part, s'interposer entre Dieu et les Hommes et dans ce cas-là entre Dieu et une majorité de femmes qui se sont autonomisées jusqu'aux grades et aux pouvoirs les plus reconnus de chirurgiennes, directrices générales… L'évolution est en marche, modifiant les règles du jeu, mais les restes demeurent.

Comment penser à l'avenir les affects dans une culture encore soumise aux usages moralistes, sous contrôle de discours dits scientifiques, dans des institutions qui se voudront sociétés libérales pour une production de soins et des corps devenus objets de soins ?

Récemment, dans la crise de la Covid-19 et dans un service de pneumologie de la région lyonnaise, il était question de solidarité, de communauté, de présence, et encore et toujours du don de soi. Pourtant, en trois mois, les énoncés idéologiques se sont modifiés, ce qui était tu, les manques, le besoin de reconnaissance, les difficultés au jour le jour sortent au grand jour, dans une demande de reconnaissance encore plus grande.

Économiquement comme humainement, il y aura désormais une somme importante de dettes contractées à rembourser qui risquent de ne pas l'être. Plus que jamais, les malades viennent porter leurs maux à des professionnels qui eux-mêmes sont pris dans les affects de leurs idéaux et demandes narcissiques. La demande devient labyrinthique et mise en abime. Soigner relève de l'impossible dans l'absolu et du peut-être possible dans l'entre-deux, entre économie et idéal, avec forcément un abandon de quelque chose encore à définir. Soigner revient à demander une reconnaissance pour un don improbable, au risque du sacrifice de soi alors que les clients ne viennent que pour se soigner et ne demandent rien d'autre. J'aime citer Serge Leclaire[31] pour son concept sur le fantasme originaire, *on tue un enfant*, fantasme qu'il a conceptualisé au regard du fantasme décrit par Freud *on bat*

---

[31] Serge Leclaire : On tue un enfant – Essai sur le narcissisme primaire et la pulsion de mort ; collection Points, éditions du Seuil ; Paris– 1975 - 137 pages – p.13

... Tout ordre familial et à plus forte raison social, se donne pour charge de prendre en compte cette figure introuvable ou perdue de bonheur, de chute, de gloire et d'impuissance, mais il ne fait en réalité que nous en divertir. Car aucun ordre ne saurait nous dispenser de notre propre mort : non pas celle qu'il ordonne et administre par ses pompes guerrières ou religieuses... cette mort de l'enfant merveilleux, terrifiant que nous avons été dans le désir de nos parents....

un enfant[32]. D'après lui, c'est ce représentant narcissique primaire, l'enfant idéal qui pleure dans les sous-sols de l'inconscient, l'enfant terrorisé de l'œuvre de Stephen King[33], le retour à l'infantile à révoquer, représentation des représentants narcissiques primaires à chaque fois à soumettre, meurtre impossible à réaliser en dehors de la cure analytique, mais probablement passé à l'acte plus souvent que l'on ne croit dans la sphère sociale et peut-être dans le symptôme physique…

Dans la série des Harry Potter[34], lorsque celui-ci dans le dernier chapitre meurt de manière transitoire, l'infantile de Voldemort geint dans un coin du paradis construit pour Harry. Je me suis longtemps demandé ce que pouvait représenter cette chose dans un coin, jusqu'à faire l'hypothèse d'un résidu de l'infantile tout-puissant de Voldemort qui le conduira, faute d'en faire le deuil à son ultime disparition. Les trouvailles de l'auteur dans cette série de sept livres sont géniales pour dire les choses et ce n'est pas vraiment étonnant que tant de personnes aient pu être fascinées par ce récit du domaine de la mythologie.

---

[32] Freud postule l'existence dans notre inconscient de fantasmes originaires. Il en mentionne trois : la scène primitive, la castration et la séduction. Introduit en 1919, le fantasme *un enfant est battu* ou *on bat un enfant* selon les traductions, semble avoir une place privilégiée parmi ces *fantasmes originaires*. Ce texte met en lumière le *fantasme ou fantaisie* de fustigation qui est régulièrement évoqué en cure analytique. Freud émet l'hypothèse qu'il fait partie de la dynamique psychique de tout individu et qu'il se manifeste à la fin de la période infantile aboutissement des périodes des complexes de sevrage, de rivalité et Œdipe. Il nous faudra faire la différenciation entre le fantasme, la fantaisie et le réel plus particulièrement repris par Jacques Lacan.

[33] King Stephen : Ça (tome 1) ; Le livre de poche ; Edition Albin Michel ; Paris ; 1985 – 799 pages.

[34] J.K. Rowlling : Harry Potter et les reliques de la mort (7) ; Éditions Gallimard ; Londres ; 2007 – 809 pages.

Je me souviens de cette collègue et amie dans ce service de radiothérapie. Elle était un peu exaltée et toujours prête à donner d'elle-même. Un jour, nous devions tester une nouvelle table de radiothérapie. Le physicien nous a demandé de *faire le malade*. Je n'ai pas souhaité en faire la démonstration. Ma collègue s'est précipitée pour s'exécuter, les mots sont parfois terribles de sens. Un an après, elle présentait un cancer du sein, dont elle est morte finalement quelques années après. Il faut se méfier des toujours possibles identifications.

Corps institué et corps objet

Il ne faut pas confondre image du corps et schéma corporel nous dit Françoise Dolto[35]. Notre corps véhicule notre vivre charnel et subjectif au contact du monde extérieur. Il est notre protection, notre fragilité, notre médiateur, notre médium d'un contact avec l'autre. Des atteintes organiques peuvent provoquer des troubles de ce schéma du fait des manques ou de l'interruption des relations par le langage. Le corps réel n'est pas le corps subjectif qui n'est pas le corps désirant qui n'est pas son image, qui n'est même pas le miroir absolu des représentations sociales. Tout ou partie, peut n'être regardé que comme de la viande, une partie du corps social peut n'être vu que comme chair à canon, corps à réparer, têtes à restructurer ou à réorienter et non pas comme des sujets à part entière pouvant participer, participant au bon fonctionnement du monde.

Dans les années 2000, dans un établissement aujourd'hui fermé, le directeur d'établissement m'a demandé une analyse des conditions de travail dans un secrétariat de chirurgie et de continuer ensuite par une analyse des conditions de travail avec l'équipe des consultations. Pour le secrétariat, deux responsables médicaux, chirurgiens de l'impossible se trouvaient devoir partager un secrétariat commun avec un nombre exponentiel de secrétaires. En

[35] Françoise Dolto : L'image inconsciente du corps ; Collection Points, Éditions du Seuil ; Paris ; 1984 – 372 pages – pp. 17-33.

consultation, environ dix-sept chirurgiens consultaient pour une moyenne de cinquante à soixante-douze consultants par vacation. Les temps d'attente étaient au minimum de trois heures. Devant la demande répétée d'un effectif supplémentaire de secrétaires pour maintenir l'activité et augmenter le nombre de comptes-rendus par jour, la direction m'a demandé d'intervenir pour donner des conclusions sur les tensions dans le service et la réalité des demandes de personnels supplémentaires.

Le stress était effectivement important en ce mois d'été où commençaient les premiers effets des canicules à venir, dans ce secrétariat commun que se partageaient les secrétaires de l'un et de l'autre chirurgien. Les premières impressions étaient *que c'était chaud* sans vraiment pouvoir mieux cerner la situation en dehors de la température extérieure. Une des premières actions préconisées a été de faire mettre la climatisation pour *refroidir* l'atmosphère. L'autre action a été de demander qu'un espace soit créé pour pouvoir archiver les très nombreux dossiers médicaux qui étaient en attente d'entreposage au sol même du secrétariat. Les deux préconisations ont été acceptées assez facilement par la direction. Objectivement, le secrétariat vétuste ne pouvait plus admettre dans de bonnes conditions, d'autres bureaux de secrétaires. L'espace était trop petit, trop clos. Par ailleurs, l'hôpital allait être fermé peu de temps après et les équipes iraient rejoindre un nouvel hôpital en construction avec des open-spaces. Les préconisations étaient donc des préconisations transitoires.

C'est dans ce service que j'ai rencontré en tant qu'observatrice, celle que j'ai appelée, plus tard, l'Enfant-Corps. Elle avait rendez-vous à 14 h 15 pour une consultation d'anesthésie, un retard en service d'imagerie a fait qu'elle s'est présentée avec ses parents à la consultation aux alentours de 17 h. Elle était donc la dernière patiente de l'après-midi. Comme nous l'attendions, le médecin anesthésiste m'a conté une part de son histoire. Elle présentait une scoliose sévère d'apparition récente, qui s'était rapidement et récemment aggravée. Ce genre de scoliose qui apparaît à l'adolescence, était, à l'époque, d'origine ignorée. Elle était accompagnée de ses parents, version tragique d'un couple singulier. La mère paraissait une cinquantaine d'années. Son habillement coloré aurait pu être décalé et un brin fashion-victime, s'il n'y avait pas eu un petit quelque chose en trop. Elle portait un chapeau cloche rouge, une veste de velours noire, une jupe courte, verte sur des bas noirs avec de petits motifs. De larges traits de khôl noir avaient coulé et déstructuraient son maquillage. À ses côtés, son époux paraissait beaucoup plus pâle, discret, néanmoins présent, habillé dans les tons blancs et gris pâle.

Leur fille avait dix-huit ans et en paraissait douze. Elle était petite et ronde. On aurait pu penser qu'elle était marquée par une maladie génétique, ce qui n'était pas ce que m'en avait dit l'anesthésiste. Elle souffrait de surdité et était muette. Dénotant avec un aspect *débile*[36], son intelligence ou son énergie semblaient se concentrer dans de très jolis yeux verts. Elle communiquait dans la langue des signes, surtout avec sa mère avec laquelle elle semblait fusionnelle. Elle lisait très bien sur les lèvres.

La mère a rapidement imposé le ton de la conversation sur un ton très cérémonieux avec un décalage certain entre le ton de la conversation et la réalité du tragique de la situation. Le père était attentif et silencieux. La jeune fille suivait attentivement ce qui se passait sous ses yeux en faisant nombre de mimiques qui auraient pu passer quelquefois pour des tiques, mais montrait ainsi son intérêt

[36] Définition de débile : qui manque de force.

et son inquiétude à comprendre la scène. Mal à l'aise, l'anesthésiste se retranchait derrière la technique et répondait aux questions de la mère avec force détails des différentes techniques d'intervention qui allaient se réaliser. La mère menait le jeu, le père soutenait sa femme tout en intervenant parfois dans la discussion. Une gêne indicible était palpable de tous les côtés. À un moment l'anesthésiste a interrogé la jeune fille. Le couple parental fit corps pour raconter l'histoire.

Elle avait, semblait-il, été normale jusqu'à environ douze/dix-huit mois, date à laquelle une vaccination lui aurait provoqué une fièvre pendant un an, fièvre qui ne l'avait plus quittée. La mère l'avait plusieurs fois emmenée, disait-elle aux urgences mais personne ne voulait la croire et porter sa plainte.

Les parents reprirent avec force leur version lorsque l'anesthésiste chercha à en savoir plus sur cette histoire étonnante. Le père laissait percevoir de la tristesse et de l'empathie pour sa fille et dans ses propos passaient parfois le regret de la perte de l'enfant intemporelle des premiers temps. Au milieu, pathétique, la jeune fille cherchait à comprendre, à lire sur les lèvres. Sa mère lui répétait qu'elle lui expliquerait ce soir à la maison. À un moment l'anesthésiste eut à répondre à un appel téléphonique et ce moment de répit me permit de remettre un peu d'ordre dans ce que je ressentais. Tous les acteurs de cette scène étaient pris dans un jeu où se jouaient très rapidement plusieurs enjeux énigmatiques, pour une intervention et opération à hauts risques. La situation faisait violence pour chacun.

Comme l'appel téléphonique perdurait, je sortis un peu de ma position d'observatrice et je dis à la mère que je trouvais que sa fille avait vraiment de très jolis yeux. La jeune fille demanda à sa mère ce que j'avais dit. La mère a semblé ne pas comprendre ce que j'avais dit puis le lui répéta. Quelque chose a paru tomber pour cette mère, après cette intervention que je pensais anodine, mais peut-être n'est-ce pas cela qui la fit se décaler un peu de son premier positionnement. Peut-être que le temps de répit accordé par le téléphone a permis un temps de vacance à la pensée et un retour à une réalité. Je m'interroge néanmoins. Lorsque le médecin a raccroché, la mère toujours sur un mode théâtral lui a demandé :

Rassurez-moi Docteur vous n'allez pas me la tuer.

Le ton employé, ton d'une petite fille minaudant une réponse, m'a fait, à tort ou à raison retourner la phrase dans son contraire et entendre.

Tuez-là, je m'effondre si je commence à réaliser la situation.

L'anesthésiste a redonné des informations sur les risques et la lourdeur des différentes interventions qui devaient avoir lieu. Elle a distribué des plaquettes techniques pour qu'ils puissent en reparler. Elle les a rassurés sur les traitements contre la douleur qui allaient être mis en place. La consultation s'est terminée et lorsqu'ils sont sortis, le médecin n'a pas pu s'empêcher de dire, parce que la situation avait été éprouvante pour tous et qu'il fallait bien en dire un peu quelque chose, au plus près d'une réalité.

Quand même, quelle dégaine cette mère !

On comprend mieux alors, la charge mentale des médecins dans ce type de situation, où ce qui se dit n'est pas ce qui se montre.

L'enfant-corps de la consultation d'anesthésie et l'enfant-symptôme en radiothérapie, comment parler de leurs histoires et des impressions qu'elles m'ont laissées. Peut-être en passant par une compréhension de la souffrance qui circule dans tous les lieux de l'hôpital et pour tenter de déchiffrer les différents aspects d'une expression multiforme.

Je suis beaucoup intervenue dans des secrétariats. Il y a énormément d'affects qui y circulent, là, où est donnée à entendre la souffrance au téléphone, à la lire dans les comptes-rendus opératoires, dans les lettres donnant le diagnostic aux divers correspondants. Lieux où les médecins peuvent décharger brièvement leurs trop-pleins d'émotions. L'intervention dans un secrétariat doit être adroite dans la mesure où les secrétaires, les bien nommées « *secrets-taire* », les taisent profondément. J'ai beaucoup aimé intervenir auprès d'elles. Elles sont remarquables d'intelligence, de savoir-faire et de finesse, mais elles sont moins habilitées et habituées que les soignants par leur éthique professionnelle à mettre des mots sur ce qu'elles entendent. Cela ne veut pas dire qu'elles ne les comprennent pas et que cela ne les affecte pas, mais plus que tous, elles ou ils les taisent.

Un écueil majeur dans l'analyse des situations de travail est de repérer ce qui est de l'ordre des inventions (inventions pris au sens de la créativité pour échapper à l'angoisse de la réalité) des équipes et de ce qui est de l'ordre des propres subjectivité, éducation, représentations des intervenants quelles que soient leurs formations. Après plusieurs années de pratique, je crois comme Didier Anzieu que les équipes face à leur tâche primaire, opérer, traiter, côtoyer l'indicible, la souffrance, construisent un imaginaire, un idéal commun pour s'unir, se protéger et se défendre, parfois se couper des autres. Ce sont des mécanismes de défense qui peuvent être de plusieurs ordres et qui permettent aux équipes une certaine stabilité. La mise en tension dans une équipe remet en jeu ces processus souterrains. Une des difficultés majeures des analyses de conditions de travail d'équipes qui s'occupent des pathologies somatiques est de poser le bon curseur d'une analyse pour une voix qui restitue la chose au bon endroit. Plusieurs assises d'analyses sont possibles. Il y a d'abord une première écoute que tout le monde peut entendre et qui se dit avec des mots de tous les jours, qui se termine souvent par une analyse des lieux et des matériels à acheter.

Dans le secrétariat de chirurgie, il s'agissait d'un climatiseur et d'un espace réservé. Nous aurions pu nous en arrêter là. Puis il y a une zone moyenne où sont données à entendre bien d'autres choses, plus complexes. Enfin, on trouve une analyse plus précise réservée aux spécialistes. Le ou les symptômes sont les parties visibles d'impasses plus graves. Le silence se fait, la parole ne peut plus tracer sa voie, la confusion se présente. Le trauma a agi et fait sombrer la parole.

Au quotidien, plusieurs articles sur le sujet expliquent que le stress dépassé, l'angoisse, véhiculent au travers du bien nommé système sympathique l'irritabilité des organismes, mais rien de bien affirmé sur le sujet, quelques ouvrages en ont parlé, le propos reste relativement hermétique. La psychanalyse traite le sujet singulier, mais l'hôpital traite une globalité dont il doit séparer les effets physiologiques et biologiques sans s'occuper du reste. C'est parfois difficile de ne pas en entendre quelque chose. Pour cela, les équipes sont devenues pluridisciplinaires, mais c'était sans compter avec les rivalités de formation, d'égo, de positionnements hiérarchiques et de superposition des savoirs.

Dans cette équipe chirurgicale, tout de suite j'ai eu l'intuition, à tort ou à raison, d'un possible prochain passage à l'acte. Les pathologies soignées étaient très importantes, impressionnantes et un des acteurs principaux était à la limite d'un burn-out avec une addiction prononcée à l'alcool, mais bien entendu, cela ne pouvait pas se dire, donc il fallait que je mesure très précisément ce qui pouvait se dire, s'entendre, se comprendre, protéger, moi-même étant prise dans les enjeux du système.

Dans cette équipe il était dit *qu'il faisait chaud*, *que c'était chaud* et c'était vrai, du point de vue d'un été caniculaire, dans les locaux et probablement dans les ressentis. Il fallait faire preuve d'imagination et de créativité, mais pas trop et garder la tête froide, d'où les demandes très concrètes d'une climatisation et d'un espace vide rafraîchi, au risque d'une demande peu économique financièrement parlant dont je ne savais pas trop quel usage il pourrait être fait. Mon objectif était une recherche d'apaisement, de dire les choses sans trop les dévoiler et de contrecarrer dans la mesure du possible un possible et peut-être imaginaire acte létal. Heureusement la directrice, alors que mon argumentation était, cette fois-là encore, je le crains, un peu alambiquée et parfois insuffisamment argumentée, me faisait confiance et m'a suivie dans mes demandes. À la fin de l'étude, je suis passée voir ce qui avait été mis dans l'espace vide. Je n'y ai trouvé aucun archivage, seule une poupée nue couchée sur le dos, bras et jambes écartelés sur une table avait été laissée pour compte par quelqu'un, comme reste et déchet de l'histoire. Pour le coup, cela m'a fait un peu froid dans le dos.

Dans mes nombreuses interventions dans des groupes professionnels de l'hôpital public où l'on se préoccupe des pathologies somatiques, j'ai pu m'apercevoir que les membres du groupe ont dorénavant à faire presque radicalement avec le discours de la science et de la technologie. Technicité, imageries, imagerie par rémanence magnétique (IRM), scanners, endoscopie, chirurgie n'échappent pas à l'idée d'idéal et aux certitudes de discours scientifiques qui pourraient *tout* montrer, expliquer, rassurer, donner un sens à ce que l'on fait. On peut entendre ces exigences de crédos communs dans les dires des uns sur eux-mêmes : « *On forme une super équipe...* » ; « *en tant que membre de l'équipe...je m'aime* » comme le spécifie Christian Geffray. Il dit que le *nous*, collection d'idéaux individuels, serait le point signifiant entre l'individuel et le collectif, point de capiton entre le contrat narcissique et le pacte dénégatif, point de capiton entre l'individuel et le collectif, autant que le groupe peut être le chaînon manquant entre la famille et le groupe social.

Je suis, par deux fois intervenue dans des laboratoires d'anatomo-pathologie, là où se découvrent et s'analysent les tissus pathologiques directement issus des blocs opératoires. Par deux fois, je me suis demandé ce que pouvaient bien ressentir les personnels lorsqu'ils étaient occupés à découper ce qui ressemble à de la viande, mais est de chair et appartient à un être humain. En fait, ces professionnels n'en disent rien, ne semblent rien ressentir et c'est probablement vrai, mais c'est là, l'humanité est présente/absente, cachée quelque part. La représentation de la subjectivité, de cet interstice entre chair et ressentis est sectionnée et devient très opératoire. À ce moment-là, plus que jamais le corps devient un bout de réel, dans du formol et personne ne ressent plus rien.

C'est impressionnant de voir arriver des bouts d'organes qui ressemblent à de la viande de boucherie, bouts d'estomac, d'utérus, de fœtus... Pour la conservation, les laborantins se servent de formol et son odeur caractéristique flotte en résidu dans l'atmosphère. Tous les techniciens de laboratoires ne peuvent travailler en anatomo-pathologie et les laborantins travaillant dans ces lieux ne peuvent rien dire de ça. Il faut pouvoir pratiquer ce désaveu au long cours de l'imaginaire et de l'angoisse et remettre les choses à plus tard.

J’avais, pour ma part beaucoup de mal à imaginer que derrière ces morceaux de chair libérés de tous leurs attraits, il y avait une personne anesthésiée au bloc qui attendait les résultats d’analyses biologiques qui décideraient de son destin. Dans ces services, j’étais venue analyser le matériel pour des accidents du travail, coupures de doigts à répétition, mais le rien, rien à trouver, rien à penser, rien à comprendre, s’installait. Il y avait alors la recherche de matériels, matériels tellement singuliers ou banals qu’ils en devenaient introuvables, du bricolage au long cours dans l’absence de pensée.

Crise de la culture ou malaise dans la civilisation ?

Notre héritage n'est précédé d'aucun testament. L'introduction du livre de la crise de la culture de Hannah Arendt commence par cette citation de René Char[37]. Et pourtant, notre Histoire commune s'organise à peu près toujours à partir d'histoires, contes, de croyances véhiculés par une mémoire commune et collective. Elle se raconte de multiples et diverses manières, mais toujours à partir d'un fait d'origine, une échappée du néant et du chaos.

Du côté de la science, un poisson aurait quitté son milieu aquatique et muté, se transformant pour survivre. Après des millions d'années, l'animal devenu Homme, se serait peu à peu redressé pour sortir de sa condition de mutant, de grand singe évolué pour devenir un homme moderne debout. On peut presque lire là, la métaphore du chemin parcouru par un spermatozoïde dans un milieu aquatique devenu nouveau-né devant respirer, puis, homme, adolescent et enfin, adulte. Du côté de la religion, l'histoire se raconte de diverses manières et commence toujours à un point situé dans le chaos d'origine d'avant la représentation. Les cultes monothéistes dites religions du Livre, Torah, Bible ou Coran, en rupture avec les civilisations polythéistes égyptienne, grecque ou romaine se sont principalement

[37] Hannah Arendt : La crise de la culture ; Huit exercices de pensée politique (1954) ; Collection Folio/Essais ; Éditions Gallimard ; Paris ; 1972 – 380 pages – p.11

organisées, sous l'égide de la représentation d'une entité extérieure, supérieure nommée Dieu ou ne pouvant pas être nommée.

À partir du XVIIIe siècle, le dogme religieux fut contesté comme aliénation à un ordre injuste. Les limites et les interdits ont sans cesse été repoussés pour s'inscrire dans de nouvelles autorisations qui permettent aux hommes de se libérer des liens de servitude, mais provoquent des antagonismes sévères entre les porteurs de la tradition et les évolutionnistes. Au XXe et XXIe siècle, les rapports existentiels sont plus que jamais incertains et le sacré est sans cesse remis en question, des idéologies naissent et d'autres déclinent, mais malgré l'évolution des mœurs, les discours, moral ou conformiste, continuent de modeler les corps et les comportements. Chaque signe, marque, cicatrices, mode d'habillement indique une croyance, une indication pour s'accorder à un ensemble[38].

Le XXe siècle fait l'annonce de la mort du divin dans les sociétés occidentales. Avec cette annonce, décline le règne du nom du Père et cela sème à tout jamais le trouble, construit, avec la liberté, l'errance intellectuelle. Le totem phallique tenait quelque chose de notre civilisation au détriment des représentations du féminin et il va falloir faire sans, avec le manque du *il n'y a pas*. L'être humain est devenu individu seul et nu obligé de se trouver un destin individuel intégré à un groupe choisi et élu par lui, sur des

---

[38] Jean d'Ormesson : Au plaisir de Dieu ; Opus cité p. 119-120
... Ce que nous avons le plus de mal à comprendre chez les Incas, chez les égyptiens, chez les Grecs de l'Antiquité, chez les Romains, chez les Mongols de Gengis Khan ou de Tamerlan, ce n'est pas les conquêtes, les pyramides et les temples, les intrigues et les coups de force qui ressemblent tant aux nôtres, ce n'est même pas la cruauté, le pittoresque, le culte du soleil ou de la nature, la philosophie, la religion, c'est la mentalité quotidienne, l'attitude à l'égard des autres, la façon de se situer dans le monde et dans la vie....

critères parfois bien subjectifs. Les nouvelles addictions et aliénations se situent dans le seul regard impérial de l'autre. Ce nouvel individu se trouve ainsi convoqué sans cesse à une place de nouveau venu, presque d'infans devant se faire adopter et convoiter par le groupe pour en faire partie. Il en aura le bénéfice de son narcissisme, mais il en retrouvera les craintes de l'exclusion et du retour à une solitude extrême.

D'un côté les espoirs, de l'autre côté, les similitudes pour se protéger collectivement. La spiritualité, un discours mystique au travers des croyances, quelles qu'elles aient pu être, apportaient et apportent parfois encore, une réponse et un soulagement indiscutable à l'existence. Avec la récession des croyances et des idéologies communautaristes, avec la montée en puissance de l'individualisme, avec la connaissance scientifique, nous nous retrouvons à nous confronter avec la réalité des données scientifiques et notre finitude libérant le flot des angoisses primitives. Les clivages et interdits peuvent être discutés à l'infini, sans point 0, comme butée. La violence barbare se réactualise. Dans cet essai, nous avons acté les origines de l'hôpital dans les fondements d'un gouvernement et de dogmes. Avec l'éclairage de la fin d'une foi crédule, de la naissance d'une science explicative de la signification et du sens, nous pouvons commencer à en comprendre l'évolution et sa prise de pouvoir.

Notre travail n'a plus de sens. Y a-t-il du sens quelque part ? Y a-t-il un ordre quelque part ? Ceci est le leitmotiv entendu plus d'une fois de la part de soignants qui sentent bien qu'il y a quelque chose qui évolue.

Nous l'avons vu, l'hôpital est une institution complexe qui récupère les restes de la culture et de la civilisation, au même titre que la prison, les établissements de rééducation, ceci sous l'uniforme de l'idéal et de la compassion, de l'empathie. Il semble bien avoir été, cependant, une institution structurée pour recueillir le négatif, l'autre côté du miroir. Il peut devenir une structure dure et politique où des personnels pour la plupart bienveillants au départ, risquent de perdre leurs illusions. Lieu de compréhension des corps, hors sols, il doit affronter de nombreuses complexités : intégration du social et des comportements hors normes dans des codes qui seront à revoir avec les modifications sociologiques.

Un documentaire sur les urgences a été diffusé sur une chaîne d'information, à un moment où plus de 200 services d'urgence sont en grève en France. Je l'ai visionné car je souhaitais voir si, en cours d'écriture, je ne m'étais pas trop mise hors réalité, même si j'avais pris la précaution de m'appuyer sur de nombreux exemples vécus et pour la plupart validés. Les journalistes ont suivi et interrogé de nuit, une infirmière puéricultrice du service des urgences pédiatriques, un médecin anesthésiste du SAMU et un infirmier des urgences adultes. Deux adolescents avaient fait une tentative de suicide, un autre, avait reçu un coup de couteau, un père de famille divorcé et probablement dépressif avait eu un grave accident de la route en allant chercher ses enfants, une femme connue pour dépendance alcoolique avait été retrouvée brûlée vive à 50 %, inanimée dans son lit. En pédiatrie, un enfant était tombé accidentellement de la table à langer. Le reportage montrait ainsi brutalement, la misère sociale à laquelle étaient confrontés les soignants dans des services d'urgences au travers des pathologies.

Dans mon expérience de conseillère aux conditions de travail, j'ai participé depuis les années 2000 aux réorganisations et restructurations de plusieurs établissements hospitaliers. Il s'agissait de la fermeture d'anciens établissements, souvent obsolètes mais qui portaient une histoire et une culture fortes. Pour accompagner les personnels dans ces restructurations, les directions des ressources humaines, avaient conceptualisé un cadrage institutionnel, une charte et un règlement pour guider les agents. Les DRH auraient pu légitimement imposer les postes vacants, mais ils ont préféré au nom d'une gestion qualitative *bienveillante* et d'une certaine morale encadrer une démarche participative où les professionnels seraient partie prenante et pourraient exprimer leurs projets.

Au départ, en 2000, je me suis engagée avec enthousiasme dans cette démarche que je croyais démocratique. Presque vingt ans après, j'ai pu vivre quelques dérives et confusions dans le système que ce soit au niveau des directions qui ont rigidifié la démarche au fur et à mesure du temps, des cadres supérieurs qui voulaient mieux maitriser l'intégration de « leurs » personnels, des personnels eux-mêmes sur qui reposaient trop de contradictions. Ils voulaient, parfois, seulement ne rien changer. La reconstitution d'équipes de personnels qui n'avaient pas voulu le changement posait quelques problèmes. Le dispositif qui souhaitait responsabiliser les acteurs, amortir la colère des équipes impactées, s'est mis à inquiéter, tel le Golem. La coutume édictait un discours institutionnel qui n'avait pas l'habitude de la responsabilisation de chaque acteur. Cette liberté accordée bousculait les habitus.

Pendant vingt ans, j'ai participé au dossier *Accompagnement Social* qui consistait à orienter des agents, toutes catégories professionnelles, lors de fermetures et de réorganisations d'activité d'établissements hospitaliers. Les mobilités allaient du changement de service, au changement de structure, de métier. Dans cet accompagnement et non pas plan social, puisqu'il n'était pas question que les fonctionnaires perdent leur emploi, les professionnels à qui le changement était imposé, pouvaient demander des entretiens individuels pour exprimer des choix et construire un projet professionnel de mobilité. Dans la mesure du possible l'institution leur proposait des postes vacants. J'ai déjà dit quelques mots sur les paradoxes de cette politique, sur les règles effectives du jeu, mais, pour une part, positive, cela permettait aux agents en cours de carrière de réactualiser leurs choix et parfois leurs aspirations aux changements. Cela leur permettait parfois, à la marge, de reprendre de vieux rêves qu'ils n'avaient jamais pu formuler.

L'accompagnement social mettait en jeu le politique et des stratégies institutionnelles parfois contestables. Je l'ai compris au fur et à mesure du temps, avec son corollaire de suspicions et de rivalités. Au départ du projet, les entretiens avaient lieu en binôme, administratifs/conseillers conditions de travail ou conseiller formation/conseillers conditions de travail. Nous avons argumenté pour des entretiens seul à seul, pour mieux entendre les choses, mais la responsabilité en était accrue.

Les procédures, par la prise en charge des ambitions de chacun, avaient le mérite et l'inconvénient de remanier les équipes pour que les acteurs puissent se prendre en charge. Mérite, par l'effet tranquillisant d'une prise en compte individualisée de la parole de chacun, mais inconvénient parce que cela mettait en jeu de l'individualisme et actualisait des stratégies et quelques égoïsmes. Les entretiens individuels permettaient d'humaniser la situation, mais le dispositif empêchait les collectifs de se soutenir en divisant les forces.

L'ensemble permettait à l'individu de se sentir globalement pris en charge et soutenu, mais les cadres hiérarchiques perdaient *la main* en faveur d'*experts* créant en cela des rivalités. Cela mettait certains agents dans une situation anxiogène qu'ils étaient incapables de résoudre par eux-mêmes, ce qui aurait parfois demandé un management plus lisible. Cela permettait surtout une rivalité parfois féroce entre les différents corps professionnels dits *préventeurs*, assistantes sociales, psychologues, médecins du travail, ergonomes, encadrement, chacun ayant un avis bien subjectif ou interprétatif sur l'agent. L'agent était quelquefois l'enjeu de stratégies diverses et variées. Parfois, il en jouait.

Comme il est dit parfois, la violence est la sage-femme de toute vieille société grosse d'une nouvelle. Sommes-nous à la veille d'une réflexion obligatoire des pulsions sous-jacentes à nos civilisations qui s'en croyaient éloignées ?

Émir Kusturica, il y a quelques années, a réalisé une fiction bruyante et magistrale sur l'underground du conflit de l'ex-Yougoslavie, le dessous des cartes. Dans son scénario, un groupe de personnes enfermées depuis 1941, pense que les affrontements continuent lorsqu'en 1990, ils sortent de leur cachette et se retrouvent en plein tournage d'une séquence d'un film sur la guerre de 39-45. Persuadé que le conflit perdure, un des confinés tue dans la réalité un figurant. Mais l'histoire se joue aussi et surtout dans les sous-sols. Il me reste plus particulièrement de cette séquence, l'image d'une circulation bruyante dans les sous-sols de casques bleus, voitures américaines, multiples protagonistes pour un conflit complexe dont on comprend soudain que les politiques cachées sont différentes de celles avouées et communiquées par la presse. En sous-sol, continuent les oppositions et les conflits larvés.

Les signifiants de la culture

Les symboles qu'ils soient religieux ou laïques ont-ils donc tant de pouvoir pour assurer la continuité d'une société ou pourrait-on ne plus en tenir compte à l'avenir ? Nous sont-ils transmis, au travers des mythes, des contes, des rites, des commémorations ou peut-on les nier ou remplacer aisément ?

Il n'y a de collectif que dans le lien et de préférence, lorsque chacun peut raisonner. Pour cela, il faut accepter de perdre l'illusion d'un savoir qui serait déjà totalement construit et que l'on pourrait enseigner comme une certitude. C'est à ce point précis que vient nous éclairer l'allégorie de la Caverne de Platon. Platon écrit cette allégorie au moment où Athènes est en déclin et la démocratie semble remise en cause. Il s'agit là d'un enseignement de Platon à son élève Glaucon[39]. À la

---

[39] Platon : Allégorie de la Caverne in La République ; Éditions GF Flammarion ; Paris ; 507 pages – 1966 -p.39-40.
Socrate :... *Envisage donc ce que serait le fait, pour eux, d'être délivrés de leurs chaînes, d'être guéris de leur déraison, au cas où en vertu de leur nature ces choses leur arriveraient de la façon que voici. Quand l'un de ces hommes aura été délivré et forcé soudainement à se lever... à regarder du côté de la lumière ; quand, en faisant tout cela, il souffrira ; quand, en raison de ses éblouissements, il sera impuissant à regarder lesdits objets... quel serait, selon toi, son langage si on lui disait que, tandis qu'autrefois c'étaient des billevesées qu'il voyait ?*
Socrate :... *Quant à ces ombres de là-bas, s'il lui fallait recommencer à en connaître et à entrer, à leur sujet, en contestation avec les gens qui là-bas n'ont pas cessé d'être enchaînés, cela pendant que son regard*

recherche de sources de lumière, donc de la connaissance, l'allégorie de la caverne de Platon se déroule sur trois scènes.

Des prisonniers enchainés dans une caverne ne peuvent voir et n'ont de réalité de leur vie, que les ombres et voix étouffées qui leur proviennent de l'extérieur. Un jour, un prisonnier libéré, remarque, au prix chaque fois d'un premier éblouissement et d'une réadaptation de sa vision, de nouvelles sources de lumière, de nouvelles ombres sur les murs, ce qu'il n'avait jamais remarqué auparavant. Au regard d'un éclairage différent, il découvre une nouvelle façon de comprendre son univers. Le prisonnier craintif, ébloui par ces connaissances nouvelles, inhabituelles, décide de retourner s'occuper de ce qui le regardait avant, ce dont il a la connaissance, au sein même de l'espace connu. Il lui est impossible de transmettre à ses contemporains, ces nouveaux savoirs, au risque de provoquer une méfiance et une colère du groupe.

Cette allégorie, métaphore inséparable d'une interprétation d'un contexte politique, philosophique ou idéaliste oblige à décaler les regards, la connaissance, au fur et à mesure qu'apparaissent de nouvelles sources d'éclairages. En parallèle, elle souligne les embarras, voire l'angoisse de la transmission. Freud, dans Malaise dans la civilisation et l'Avenir d'une Illusion[40], interroge le sentiment religieux, sentiment qualifié d'océanique. La vie

---

est trouble et avant que sa vue y soit faite, si d'autre part on ne lui laissait, pour s'y accoutumer, qu'un temps tout à fait court, est-ce qu'il ne prêterait pas à rire ? est-ce qu'on ne dirait pas de lui que, de son ascension vers les hauteurs, il arrive la vue ruinée, et que cela ne vaut pas la peine, de seulement tenter d'aller vers les hauteurs ?

[40] Sigmund Freud : L'avenir d'une illusion (1927) ; Bibliothèque de Psychanalyse ; Éditions PUF ; Paris ; Paris ; 1976 – 100 pages.

a-t-elle encore un sens en dehors du sentiment religieux ? La vie a-t-elle jamais eu un sens ?

Le but de la vie humaine a été posé de multiples fois et n'a jamais reçu de réponses satisfaisantes[41]. En cela, l'Homme aurait échangé une part de bonheur contre une part de sécurité pour se maintenir en vie et en sécurité coûte que coûte. Il est clair, dit Freud, que le bonheur acquis alors s'envisage à la recherche du repos et de l'apaisement, de l'ordre et du beau, de la répétition, c'est-à-dire dans l'ordre de l'inanimé et de son combat permanent avec la pulsion de vie avec cette ironie qu'elle vise à l'apaisement alors que la pulsion de vie en appelle au désordre.

Deux film américain et allemand, choisis entre bien d'autres, exposent la place des signifiants de la culture dans la vie, l'enseignement et la transmission : le Cercle des poètes disparus (1989) réalisé par Peter Weir et la Vague de Dennis Gansel (2008).

Dans le premier scénario, un professeur de littérature anglaise, John Keating, ancien étudiant de Welton, académie fictive et membre du club disparu, tente de transmettre par des méthodes très personnalisées à des étudiants américains encore dans l'adolescence et appartenant à des familles aisées très conservatrices, l'autonomie et l'acceptation de leurs propres ambitions. Seulement, il omet de tenir compte des dispositions autoritaires de la prestigieuse académie réputée pour être des plus austères, élitiste et surtout, financée par les parents. Sous son slogan *carpe diem – vivre pleinement le jour présent*, les étudiants se libèrent mais ne prennent pas

---

[41] Sigmund Freud : Ibidem – p.35
... La vie sans but, hors sens, aurait-elle encore une valeur ? ... Nous nous sentons mal à l'aise dans notre civilisation actuelle, mais il est très difficile de juger si, et à quel point, les Hommes de jadis se sont sentis plus heureux...

conscience, au cœur de leur adolescence qu'il y a une distinction à faire entre plaisir et jouissance illimitée. Un des adolescents, à la découverte de sa sexualité, demande dans le journal de l'école que les filles entrent dans l'école, filles des années 1950, un peu stupides dans le scénario, qui, du fait de leur ignorance des codes masculins et universitaires, apporteraient avec elles, une interrogation sur la sexualité, la différence et le désordre.

Un des élèves, des plus brillants, passionné par l'enseignement de M. Keating souhaite devenir acteur en opposition au désir de son père de le voir entrer à Harvard pour devenir médecin. L'adolescent se suicide, incapable d'argumenter et de négocier son envie de devenir artiste, face à la figure intransigeante d'autorité de son père. Le professeur qui avait déjà fait l'objet d'un avertissement, qui avait conseillé au jeune homme d'affirmer ses envies, est exclu de l'établissement, le père l'impose à l'établissement en paiement de la perte de son fils. Les parents qui financent les études de leurs enfants ont, dans cette institution, le vrai pouvoir, celui de l'argent et demandent que leurs volontés soient respectées. Le directeur et les enseignants ne peuvent que s'incliner devant la réalité de ce pouvoir et l'espoir d'être artiste semble alors relever d'une fantaisie invraisemblable pour ces conservateurs. Les compromis semblent impossibles, on est soit dedans, soit dehors.

Le deuxième scénario, issu d'une histoire vraie, parle du même thème de la difficulté de transmission entre passé, évolution et cadrage idéologique. Le professeur Rainer Wenger, anarchiste proche de ses élèves, s'impose en leader pour un jeu de rôle grandeur nature et un atelier-projet d'une semaine face aux convictions de ses élèves qu'un régime autocratique en Allemagne n'est plus possible. Ce jeu de rôle d'une semaine est approuvé avec enthousiasme par les étudiants. Petit à petit, tous les signes d'une communion de groupe sont mis en place par les lycéens eux-mêmes : uniforme, signes distinctifs de reconnaissance (mouvement de la vague pouvant laisser sous-entendre la résurgence un peu décalée du salut nazi), création d'un espace réservé avec exclusion des dissidents, intégration ritualisée de nouveaux membres, insignes représentatifs visibles et répétitifs…Tout cela, bien entendu rappelle les mises en scène nazies : saluts, cris de ralliement, croix gammées lisibles sur les murs, les uniformes, affichage insistant des couleurs rouges et noires…

La communauté de la vague se rassemble peu à peu autour de signes et symboles forts qui permettent à certains étudiants en dérive, sous emprise de drogues, de se retrouver, de se restructurer et reconstruire psychiquement autour de ses symboles totémiques. Une des élèves se révolte et prend la tête de la contestation, en opposition avec les règles du jeu énoncées par le professeur. Elle dénigre l'autorité au professeur et elle est exclue du groupe. Un autre élève Tim, élève effacé, en recherche d'identité se sent beaucoup mieux dans ce cadre autoritaire et abandonne ses dérives toxiques. Il devient le plus extrémiste et ne peut pas supporter que le professeur en fin de semaine arrête le jeu, comme il l'avait annoncé. Après avoir tiré sur un camarade, il se suicide et le professeur largement débordé par les conséquences du jeu est emmené par la police.

Que disent ces deux œuvres dont les critiques restent dithyrambiques avec, en général, des avis très favorables pour les deux professeurs et les acteurs qui jouent les rôles, en particulier Robin William dans le cercle des poètes disparus. Plusieurs interprétations sont bien sûr possibles.

En premier lieu, les deux enseignants séduisent, prennent le pouvoir, avec de bonnes intentions, pour construire du « nous » à partir d'un leadership original et un discours séducteur qui charmera certains des adolescents en devenir. John Keating, prend l'autorité sur le thème de carpe diem (vivre aujourd'hui), dans une institution fondée sur un conservatisme américain, l'autre, Rainer Wenger, souhaite mettre en jeu les mécanismes de la dictature, fondée sur un renvoi à ce qui pourrait faire retour, le nazisme. Les deux professeurs vont sous-estimer la violence préexistante, l'un, une société très conservatrice de ses acquis, l'autre, le passé extrêmement violent de son histoire, dont les censures peuvent, par-delà le bien et le mal, contenir les angoisses des élèves les plus isolés dans un premier temps, mais conduisent inexorablement au meurtre et au suicide. Pour certains élèves, seul le discours de surface est entendu. Le temps de l'analyse n'a pas pu être réalisé, l'agir et le passage à l'acte l'ont squeezé.

Nous pouvons observer que les deux enseignants, eux-mêmes ne sont pas complètement innocents. Ils *achètent* quelque peu leur enseignement en séduisant un public adolescent en demande d'idéal, en l'abordant de manière ludique, par le jeu, en opposition avec les injonctions plus strictes, certificats d'adhésion à une réalité affichée par leur milieu. Ils introduisent l'excitation et l'appel à la jouissance et au plaisir, à la liberté individuelle. C'est surtout vrai pour le Cercle des poètes disparus, où le corps enseignant se veut très intelligible dans sa volonté de conformisme et d'autorité. Le professeur transgresse des principes clairement énoncés dès le premier jour. C'est sympathique, enthousiasmant, mais s'avèrera dangereux, dans la mesure où cela introduira un désordre et une catharsis. Le lycée allemand, où circulent dans les sous-sols de l'inconscient, les fantômes du IIIe Reich, est plutôt un établissement où les règles sont lâches et les interdits peu formulés : tutoiement des professeurs appelés par leur prénom, circulation de joints, liberté de l'agir et du faire… Le professeur tente de mettre en œuvre une réflexion et une analyse sur l'autorité et le totalitarisme, dans un jeu de rôles, mais, alors que certains collègues de Rainer Wanger commencent à penser que cela va trop loin, qu'il y a quelque chose qui échappe, la directrice, qui a de bons retours des parents sur l'autorité, autorise la continuité du jeu.

Les deux films se terminent par le suicide d'un adolescent, meurtre de l'enfant objet, victime d'enjeux cachés et inconscients des politiques d'éducation sociales et parentales, d'idéaux de toute nature.

Lorsqu'on lit les critiques de cinéma, on trouve peu de critiques sur l'attitude révolutionnaire isolée et non contractualisée avec les autres de ces deux enseignants, certainement pleins de bonnes intentions, mais qui ne repèrent pas chez certains de leurs étudiants adolescents leurs faiblesses et les risques de rupture avec les familles et de ruptures personnelles. Si l'enseignant allemand n'est peut-être pas assez clair sur le fait que c'est un jeu de rôle qui n'aura qu'un temps, John Keating, lui ne prend pas du tout la mesure du cadre et des règles sociales implacables qui régissent l'établissement qu'il a lui-même fréquenté. On peut se demander quelle revanche, il aurait à prendre sur l'establishment. Être institué, assigné est toujours réalisé dans un cadre plus ou moins ouvertement contraignant et répond aux règles implicites du groupe.[42]

---

[42] Arendt Hannah : La crise dans la culture ; Opus cité -p. 14
… Le testament qui dit à l'héritier ce qui sera légitimement sien, assigne un passé à l'avenir. Sans testament, ou pour dire la métaphore, sans tradition – qui choisit et qui nomme, qui transmet et qui conserve, qui indique où les trésors se trouvent et quelle est leur valeur – il semble qu'aucune continuité dans le temps ne soit assignée et qu'il n'y ait par conséquent, humainement parlant, ni passé, ni futur, mais seulement le devenir éternel du monde et en lui le cercle biologique des êtres vivants….

C'est à ce point précis que s'intègre l'énigme des trois prisonniers : un directeur de prison propose un jour à trois captifs leur libération s'ils découvrent quelles couleurs, noir ou blanc se trouvent sur les disques qui seront fixés à leurs dos. Trois disques blancs sont attachés. Au bout d'un moment, les trois détenus par déduction sortent en même temps. Ils ont compris de quelle couleur était la marque faite dans leur dos. Ils sortent de l'impasse, le temps de voir, comprendre, agir, mais ils n'ont pas forcément d'idée sur ce qu'ils vont en faire. En fait l'histoire ne le dit pas car sortir n'explique pas les voies par lesquelles ils vont pouvoir se réinsérer, se réintégrer dans la société, dans un style singulier, un parmi les autres.

Nous sommes considérés comme des pions sur un échiquier disent les professionnels, *les ressources humaines sont des variables d'ajustement* répondent les directions.

Chapitre II : Patients - professionnels : une rencontre

Un été, j'ai refait à l'envers le chemin qu'avaient pris mes grands-parents paternels lorsqu'ils ont quitté leur région d'origine et ses traditions, pour aller vers la ville et de nouveaux acquis. Nous nous sommes arrêtés, un jour, dans un tout petit village qui semblait s'être figé dans le temps. La modernité paraissait n'avoir pénétré qu'avec beaucoup de peine dans les habitudes des habitants. Un autre jour, ailleurs, nous nous sommes arrêtés pour déjeuner sur une route ardéchoise dans une étonnante auberge alsacienne où je souhaitais aller depuis longtemps. Là, je me suis rendu compte que depuis mon enfance, du plus loin que je pouvais me souvenir, je mangeais quelque chose d'essence alsacienne mêlée subtilement dans les saveurs de la cuisine de ma mère qui pourtant avait emprunté des recettes à beaucoup d'autres régions. Ma mère, qui n'était pas née en Alsace, dont la mère elle-même n'était pas née en Alsace, mais dont les origines étaient alsaciennes, faisait de la cuisine dont un reste venait de l'Est, scorie perdue d'une histoire ancienne. Sur le chemin de la vente d'une maison, j'avais retrouvé les parfums profondément enfouis de la cuisine de ma mère, de sa propre mère, parfums de l'oubli. Il me reste de ces sensations, les retrouvailles avec une subjectivité dont je ne suspectais pas forcément l'existence, dégagées des réminiscences de l'enfance et d'histoires non racontées, non repérées, enfouies mais néanmoins mémorisées.

Cette subjectivité s'est construite de plusieurs strates et si l'inconscient est à déchiffrer dans le lieu approprié de la cure, la réalité déroule nos identifications et peut resurgir à des moments de remaniements ou de pertes. Elle ne se raconte pas que dans la cure, elle se repère aussi dans nos choix, le retour d'affects difficiles à vivre, nos galères du quotidien.

Les soignants, des personnes singulières

Aujourd'hui encore, les objectifs de l'institution hospitalière de ces trente dernières années sont peu compréhensibles et lisibles pour l'agent lambda, mais il semble qu'elle ait été l'objet d'une mutation économique onéreuse, mal organisée, menant à des impasses. Depuis les années 1990, on parle de crises sévères en continu. Le dictionnaire pourtant, définit le terme *crise* comme une période difficile, un accès brusque, une période de manque avec un début et une fin. Il s'agit donc plus d'une mutation que de crises, mutation entraînant la crise. Depuis les années 2000, des décisions non explicitées, *venues d'en haut*, réorganisent les établissements, les services. Les personnels en sont avisés fréquemment à contretemps et réagissent alors que d'autres décisions sont déjà en train.

Les stratégies mélangent, fusionnent, déplacent leurs bastions, services les plus ou, au contraire les moins rentables, du Nord au Sud et de l'Ouest à l'Est. L'institution se doit d'évoluer et s'adapter. Lorsqu'on est à la base, on ne sait pas comment et pour quels gains ou pertes. Toutefois, on peut noter qu'en très peu d'années, des centaines de milliers de lits avec des milliers d'emplois ont été supprimés. Ce sont des unités de soin entières qui n'ont, certes pas complètement disparues mais ont fait l'objet de fusions ou réorganisations de services. Le personnel devenu variable d'ajustement est réduit à son maximum, provoquant un manque de personnel récurrent. Les remplacements des absences sont malaisés. Ils sont appelés sans cesse à se remplacer les uns, les autres. On a beaucoup parlé de la réduction du temps de travail à 35 heures comme cause des désorganisations et d'un possible effondrement de l'hôpital, mais il était déjà dans une politique de réorganisation. La pandémie de la Covid-19 qui nous préoccupe en ce moment, est venue renforcer le malaise et pointer du doigt une situation déjà tendue.

J'ai participé à la mise en œuvre de cette réduction du temps de travail à l'hôpital. Il y était dit que pour résoudre un taux de chômage aux environs de 10 %, une politique de réduction du temps de travail permettrait des recrutements et la réduction du chômage. Les équipes feraient ces horaires avec des repos supplémentaires dits RTT[43] inclus dans les plannings ou regroupés sur quinze ou vingt jours selon les cas. Le projet prévoyait des embauches et une réorganisation massive des établissements hospitaliers. Il devait y avoir les remplacements de personnels adéquats au prorata des postes vacants. C'était là, normalement que se trouvait le bénéfice. La mise en œuvre de ce projet a été beaucoup critiqué et a fait l'objet de beaucoup de fantasmes. Il y a eu beaucoup de réorganisations quelque peu désordonnées qui ont déstabilisé le système et peu d'embauches.

Devant une impossibilité ou une faible volonté de recruter à hauteur des besoins, ce sont les réorganisations qui ont du, au fur et à mesure du temps, suppléer aux impossibilités d'embauche. Les temps de présence se sont intensifiées à

---

[43] RTT : Réduction du Temps de Travail ; cf. loi Aubry dite Loi des 35 heures.
La loi n° 1998-461 du 13 juin 1998, dite loi « Aubry I », fixe la durée légale du travail à 35 heures hebdomadaires au 1er janvier 2000 pour les entreprises de plus de 20 salariés et au 1 er janvier 2002 pour les autres.

10 ou 12 heures, voire plus, par jour, d'où la volonté de mettre en œuvre d'autres types d'amplitude horaire tel que le temps continu en 12 heures. Les réorganisations de services, d'établissement ont entrainé les mobilités des personnels et le dossier d'accompagnement social dont j'ai déjà parlé. Cependant, tout n'a pas été négatif dans cette mise en œuvre de la réduction du temps de travail. Les anesthésistes ont bénéficié de repos obligatoire dans des semaines surchargées au nom du principe de précaution et ce n'était pas pour eux du luxe, vu leurs responsabilités. Les mères de famille ont retrouvé une certaine souplesse dans la gestion de leur temps personnel et de travail, une certaine souplesse s'est insérée dans la rigidité militaire… Les représentations sur le travail se sont modifiées et le dossier des mobilités a permis de faire des rencontres touchantes et extraordinaires.

Elle, je l'ai rencontrée dans le contexte d'une reprise d'activité d'un établissement de long séjour appartenant à un CHU par un hôpital général d'une petite ville. Dans cette réorganisation, le personnel devait dans les trois ans décider d'intégrer le fonctionnement du repreneur ou retrouver une place dans l'institution d'origine. Dans un premier temps, l'ensemble des personnels a été rencontré par les deux DRH des deux établissements et cet entretien a été éprouvant pour beaucoup. La DRH de l'établissement repreneur ne souhaitait pas reprendre un certain nombre de personnel pour de multiples raisons, absentéisme, maladie, comportements, réduction d'effectifs… Cela n'était pas dit clairement aux agents, cela n'était bien sûr pas écrit, mais il nous était soufflé pour les agents les moins désirés de leur proposer une indemnité dite volontaire de départ, qui insuffisante à terme et sans autre projet, pouvait mettre les agents en grande difficulté financière. J'ai débuté les entretiens dans une ambiance assez houleuse, conflictuelle avec manifestations des représentants du personnel qui campaient sur la pelouse dans un joyeux capharnaüm. Elle, elle faisait partie des personnels ne devant pas être repris, la DRH souhaitant mettre à sa place une personne en contrat à durée déterminée et à temps partiel qui donnait entière satisfaction et pour qui une prolongation de contrat serait établie avec allongement du nombre d'heures.

Je vais synthétiser, ici, ce suivi qui a duré environ trois ans et que j'ai repris par la suite, en séminaire pratique, à la section clinique de Grenoble[44]. Au pire de la situation, je l'ai rencontrée deux fois par semaine. En fait aucune des institutions ne souhaitait la reprendre, mais obligée par le statut, la direction du CHU lui a trouvé un poste similaire dans un autre établissement avec des conditions de travail qui ne lui convenaient en aucune manière. Dans ma position professionnelle, je ne souhaitais pas faire autorité sur elle et je pense que les directions attendaient pourtant que j'en fasse preuve et que je lui impose l'indemnité de départ. Il ne me semblait pas que c'était mon rôle. À l'écoute de ce que manifestait une angoisse contenue dans le discours, une impossibilité à admettre la position de l'institution, au regard de ce qu'elle montrait comme profonde agitation, j'ai peu à peu pensé que son transfert était trop rapide, elle n'était pas prête. Elle ne pouvait pas élaborer un changement non voulu, non souhaité, malgré nos tentatives de rationalisation et de normalisation. J'ai entendu que son désir profond était dans un statu quo, comme si de rien n'était. D'ailleurs *comme si* résumerait assez bien ce suivi. Elle disait qu'elle pouvait tout faire, mais toujours en dehors de ce qu'on lui proposait dans la réalité, comme si on pouvait fermer les yeux et nier les choses, dans ce temps de

[44] Section Clinique : formation UFORCA-Lyon et antenne de Grenoble ; sous les auspices du Département de Psychanalyse de l'Université Paris VIII et de l'École de la Cause Freudienne dirigée par Jacques-Alain Miller et coordonné par Jacques Borie pour Lyon et Grenoble.

bouleversement, pour que tout puisse se remettre en ordre en niant la réalité.

Dans son histoire, elle avait trouvé, après avoir beaucoup *baroudé*, une place et elle s'y sentait bien, le changement et les perspectives d'un changement de place la mettaient littéralement hors d'elle. À un moment, elle a somatisé avec une hypertension augmentée et se décrivait comme *bouleversée*, ce que j'entendais bien et j'ai été inquiète d'un possible passage à l'acte sur elle ou sur les patients. J'ai averti la direction qui a hésité à me croire ou a cru que j'amplifiais et complexifiais inutilement les problèmes, en plus de ne pas répondre à l'injonction de la faire partir. À son retour de congés maladie, le médecin du travail a signé une inaptitude et la direction a choisi de confier la suite à une de mes collègues qui, répondant aux vœux souhaitant la voir partir, lui a proposé plusieurs formations, entre autres une formation d'ambulancière, pour favoriser sa sortie. Malgré cela, elle continuait à me rendre visite et à me parler et nous avons transformé les entretiens en entrevues entre collègues dans des entretiens libres, néanmoins respectueux du cadre, ma collègue continuant ses recherches. Elle n'a jamais tenté de nous diviser et de nous mettre en rivalité, ce qui était souvent le cas pour d'autres agents. Moi-même, j'ai accepté le cadre institutionnel tout en étant moyennement d'accord avec les demandes de la faire partir et par les recherches de ma collègue, mais je tentais d'intégrer et d'accorder le mieux possible, toutes ces injonctions contradictoires.

De plus en plus dans la confusion, un jour, elle me rend visite, décoiffée, très emmêlée avec elle-même. Après environ une heure d'écoute attentive, je vais lui dire qu'en fin de compte, je pense qu'elle est vraiment et véritablement identifiée par son métier - Je le lui dis : « *Je crois que vous êtes vraiment...* » - Et je nomme son métier. Son changement de position a été radical à ma propre surprise. Elle s'est reprise, redressée. Elle allait mieux. Il m'a semblé alors qu'il fallait que nous affirmions notre positionnement et qu'elle négocie mieux ses conditions de travail avec une demande de rendez-vous avec le DRH où je l'accompagnerais et où elle pourrait exposer ses volontés et ses besoins en accord avec le système. Dès que j'ai énoncé ce que je ressentais très sincèrement, quelque chose a cédé et lui a apporté un apaisement. C'est ce que nous avons fait et cela a marché.

En écrivant cet exemple, je m'aperçois que le fait d'avoir été écartée par la direction, de ne pas avoir été en rivalité avec ma collègue, m'a permis d'écouter beaucoup plus tranquillement, en dehors des pressions du système et de pouvoir en entendre enfin quelque chose qui puisse renouer la situation. À partir de là, elle pourra renégocier assez tranquillement ses conditions de travail et ne sera plus en conflit avec les autres. Elle tient sa place dans l'institution et les directions ont même accepté qu'elle prolonge son temps pour améliorer ses faibles revenus à venir. Ce qui tenait lieu pour elle de profonde identité tenait véritablement dans la nomination de son métier, elle ne pouvait pas faire autre chose et il fallait le temps de voir et de comprendre ce qu'il en était avant de passer à l'action et qu'elle puisse partir ailleurs. La dénomination de son métier contenait quelque chose de sa fantaisie sur *les petites sorcières...* Un imaginaire qu'elle m'avait livré tout de go dès la première ou deuxième séance. Ne pas tenir compte de cet imaginaire la rendait folle. Il bordait un métier qui avait tellement de sens pour elle qu'il en constituait son étayage identitaire le plus solide. Les trois ans ont permis que les choses se replacent dans la raison. Au milieu ou en fin du processus, elle m'a dit avec beaucoup de gentillesse : *Vous ne me comprenez pas, je suis une personne singulière !* Je me suis mise à l'écouter pour mieux comprendre cette singularité. En remboursement de sa dette, elle m'a offert trois œufs frais et bio. Cela a été une de mes meilleures récompenses avec celle d'une dame en radiothérapie qui m'avait offert des poireaux de son jardin et les 50 francs d'une dame qui venait d'avoir un lavement baryté et à qui on avait découvert un cancer du côlon.

Environ 1 à 5 % des personnels posent le conflit de manière aussi démonstrative, les autres s'adaptent ou s'en débrouillent plus ou moins bien. Il y avait très peu d'évaluations des process. Les entretiens mettaient alors en difficulté des personnels déjà fragilisés par leur environnement. La tension était déjà là, construite des étayages fragiles sur un quotidien bouleversé par les projets à venir. Pour certaines personnes, ce n'est pas possible de se confronter à ces bouleversements. Dans la même veine, deux ou trois autres accompagnements ont abouti à la même finalité et à la même demande : ne pas bouger, rester dans ce que l'on connaît avec les mêmes émotions, refus, somatisation physique ou psychique importantes conduisant parfois à des dépressions, décompensation, congés maladie ou congés longues durées, obligation d'un retour à la même place. Les mettre en dehors du temps et de la culture pendant les entretiens permettaient certes l'expression des affects et l'individualisation du conflit, mais avaient quelque chose de dangereux dans la gestion de quelques retours anxiogènes.

Deux points importants de l'analyse sont à remarquer ici.

Il ne faudrait pas croire que je me suis opposée sans arrêt aux décisions administratives, aux injonctions des directions. Si certains de leur positionnement ont pu m'interpeler, *me remettre à ma place*, la plupart du temps, j'ai reconnu et respecté ce qu'ils en disaient. Ils tiennent dans l'institution un rôle essentiel de pare-excitation à laquelle sont soumis de trop près les médicaux et les soignants[45], à laquelle nous étions soumis dans les temps d'analyse des équipes en crise.

Le deuxième élément est que l'on comprend mieux alors pourquoi la sécurité d'emploi est importante pour des agents qui seraient en danger de déshérence, de désinscription avec une marginalité encore plus coûteuse pour l'économie sociale. La Fonction Publique a un rôle social, je l'affirme ici. Dans certains accompagnements sociaux, nous avons tenté de faire réaliser des bilans de compétence à des personnes très en difficulté lors d'une restructuration. Ceux-ci se révélaient inemployables ailleurs que là où ils se trouvaient. Ce qui n'était d'ailleurs pas sans aller avec des ressentis de mépris, de colère ou de rejet de ceux qui devaient les agréer C'est pourquoi une politique de chômage, uniquement idéologique, sans formations compensatrices est destructrice et c'est pourquoi la politique de l'insertion sociale et professionnelle associée à la formation continue tout au long de la vie semble si difficile à mettre en œuvre, mais si importante à repenser.

---

[45] Eugène Enriquez : Le travail de mort dans les institutions in L'Institution et les Institutions (René Kaës -collectif) - Études psychanalytiques ; Collection Inconscient et Culture ; Éditions Dunod ; Paris ; 211 pages – 1988 - p.65

... Si on admet que l'institution, malgré ses structures, n'établit pas un écran suffisant pour empêcher les membres de se sentir mutuellement envahis par les projections des uns et des autres et d'éprouver un sentiment d'intrusion et d'assèchement de leurs pensées et de leurs émotions ; qu'elle ne parvient que difficilement à faire admettre à ses membres la nécessité de maîtriser et de symboliser la séparation... une réflexion sur le travail de mort dans les institutions se révèle donc urgente....

Les patients, une demande de réparation et d'une aire de repos

L'hôpital est un lieu très particulier d'une demande de réparation très particulière, réparation de notre véhicule le plus intime, notre corps. Si celui-ci ne fonctionne plus, on ne pourra pas en changer aussi facilement que nous pouvons acheter une nouvelle voiture. En médecine de ville, hospitalisation privée, les malades sont désignés quelquefois comme clients, mais à l'hôpital public *où ils ne paient pas*, ce qui est d'ailleurs une erreur d'interprétation car le soin à l'hôpital public n'est pas gratuit, les termes patients, usagers sont employés, deux termes connotés du sens de l'attente et d'une soumission volontaire. Il y a, dans ces lieux, comme les restes, les traces d'une charité qui demanderait à se payer de patience et d'acceptation. Dans le parcours, un premier rituel s'impose avec l'entrée administrative et la réalisation des fameuses étiquettes identificatrices, qui viendront signaler l'autorisation d'une présence et se colleront sur tous les documents. Les consultants seront soumis ensuite à une attente plus ou moins longue dans diverses salles d'attente, où ils devront patienter, parfois longtemps.

L'architecture ne peut pas suivre une évolution trop rapide et ne peut pas résorber l'ensemble des besoins des différentes attentes, couchée, debout, besoin d'être assis confortablement en cas de maux de dos, d'âge avancé… Les salles d'attente sont dans la majeure partie des cas ou trop petites ou trop grandes, impersonnelles et dans le pire des cas avec une télévision assourdie qui diffuse sans interruption des images que personne n'a envie de regarder, l'attention étant focalisée ailleurs, souvent sur sa propre inquiétude. À elles seules, les salles d'attente de l'hôpital mériteraient une étude. Dans le hall, en particulier des services d'urgence, le personnel, agressé chaque jour se retranche dorénavant derrière des vitres protectrices et des interphones.

La signalétique, toujours difficile à mettre en place, est plus que jamais dans ces endroits, difficilement lisible et les lieux de soins sont à trouver dans un dédale de couloirs. C'est d'autant plus vrai dans les grands complexes hospitaliers. Dans certains hôpitaux, des lignes de couleur à terre permettent de suivre le chemin d'un bâtiment à l'autre. Si les professionnels savent par où passer, les nouveaux venus se trouvent souvent déboussolés par la complexité des circuits. Pour peu que le personnel du bureau des entrées, ne soit pas complètement à l'écoute ou préoccupé par d'autres problèmes, les choses dégénèrent.

L'entrée pour une hospitalisation se fait par plusieurs portes, la porte des urgences, celles des consultations, des unités de soins de courtes et longues durées en gériatrie, des services de rééducation et réadaptation. Dans le temps d'hospitalisation, les hospitalisés subissent une batterie d'examens et d'interventions et laissent momentanément leur liberté de choix et de décision entre les mains de professionnels.

Les urgences font beaucoup parler en ce moment, avec des problématiques résurgentes des difficultés de prise en charge des réseaux villes-hôpital. Aux urgences, une batterie d'examens est réalisée et attire les personnes pour une durée d'attente d'environ quatre heures en moyenne, mais en privé ces examens seraient bien plus onéreux et plus longs à mettre en œuvre. Alors le choix est vite fait.

La maladie montre parfois ce que les mots ne peuvent pas articuler et l'hôpital se voudrait une aire de repos et de convalescence pour reprendre son souffle, ce qui est de moins en moins possible. Les durées de séjour s'écourtent et les jours d'hospitalisation sont chargés d'examens biologiques, interventions, radiographies et scanners, imageries à réaliser dans un temps de plus en plus court. Les hospitalisations ne sont plus vraiment des moments de repos, mais une épreuve à réussir, où le corps subit vaillamment de multiples effractions stressantes. Le temps manque pour se reposer et le temps, c'est de l'argent. Le soin est passé d'une alliance thérapeutique à une véritable technicité et à une production de soins. La médecine n'est plus un art, mais un métier d'excellence et d'exécution. Marque de reconnaissance et d'attention de la profonde évolution de notre société, admission généralisée ou triée, choisi, les cliniques privées ont fait le choix, reste la multitude des autres.

Concrètement, lorsqu'un patient se présente à l'hôpital public, il doit passer par le sas du bureau des entrées qui enregistrera administrativement son arrivée et son identité signifiant que les actes seront à la fois, pris en charge par les différents services de l'établissement et remboursés par les organismes de sécurité sociale et mutuelles. Pour les plus pauvres, il existe la CMU, couverture mutuelle universelle. Le patient sera ensuite dirigé vers le bon service, où quelqu'un viendra le chercher pour commencer une démarche de prise en charge et d'orientation, où la liberté de choix deviendra très difficile et demandera à accepter un certain nombre de contraintes et conditions.

Dans les services hospitaliers, c'est souvent l'encadrement dit de proximité, les anciennes surveillantes et l'équipe qui introduisent dans les lieux les hospitalisés dont le premier soin sera de se déshabiller pour revêtir une tenue de pyjama, passant ainsi d'une position d'extériorité à une position d'intimité. Parfois même, ils devront revêtir une *chemise ou tenue d'hôpital* ouverte à l'arrière, laissant apparaître la nudité et pas n'importe laquelle. Les usages semblent tellement intégrés, aveugles, que, parfois, plus personne ne pense à expliquer ce que l'on croit être universel. C'est également vrai dans les services médico-techniques ou services d'urgence. Dans ceux-ci, les consultants seront dirigés vers des salles d'attente généralistes parfois appelé *box de consultation.* Les conflits sont nombreux en salle d'attente, créés par les priorités dans les passages, les urgences, les retards multiples et variés, les pannes.

Dans les années 1990, alors que j'étais cadre en imagerie médicale, nous avons fait de l'accueil, notre projet de service. J'avais été marquée par *L'exorciste*, film issu d'un livre de Stephen King, où dès les premières scènes, une des scènes les plus bruyantes et terrorisante se passait dans une salle d'artériographie d'un service de radiologie. J'avais été d'autant plus impressionnée par ce film dit d'horreur, que les premières images montraient dès le départ, une artériographie cérébrale et d'autant plus impressionnée, qu'à mes débuts, j'avais vécu une scène qui ressemblait fort à la première scène du film. Pour tenter d'atténuer le choc de ce lieu en soi violent, quelques années après, toute l'équipe avait travaillé à atténuer la violence des interventions, avec dès l'entrée des signes visibles, décoration, signalisation en salle d'attente, peintures des murs et portes aux couleurs apaisantes, informations ciblées, dessins des personnels. Nous avions demandé une formation pour l'équipe. Cela a donné une dynamique de groupe très intéressante, pour un parcours de l'entrée à la sortie. Nous avions travaillé l'appel à un taxi, la remise des résultats le plus rapidement possible, la réduction au mieux de l'attente.

Je me souviens d'une aide-radio berçant un patient atteint du SIDA qui attendait qu'on vienne le chercher, dans ces années où la maladie était une pandémie pour une majorité de jeunes hommes dans la fleur de l'âge. Elle avait repris à son compte le geste maternel de le prendre dans les bras et de le bercer pour soulager le désespoir de ce patient dont les jours étaient comptés dans ce temps d'avant la trithérapie. Mais c'était aussi un temps où nous avions plus de liberté pour agir de manière créative et il était possible d'avoir des petits budgets spécifiques pour des projets innovants pour un projet parlé et discuté par l'équipe entière.

L'accueil, les rituels, connaissance et reconnaissance

Ce chapitre sera écrit pour donner quelques définitions et concepts sur lesquels je me suis appuyée comme assise à une pratique. Je les nomme ici, pour que le lecteur en ait connaissance et que cela puisse créer un lien entre nous. Je les ai enseignés à un moment à des étudiants manipulateurs en radiologie dans un cours sur la communication.

Le nom commun *groupe* vient du terme italien *gruppo* et désigne métaphoriquement un cercle, figure géométrique qui enclave un espace interne séparé de l'extérieur. Par analogie, un groupe de personnes est un ensemble, qui, par désir ou nécessité, détermine une volonté de regrouper des intérêts communs à l'intérieur d'un champ, domaine qui en définit alors les structures dedans-dehors.

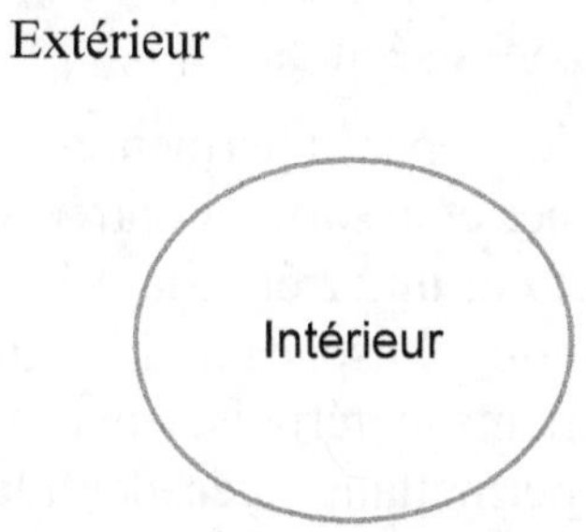

Topologie du groupe

Beaucoup d'écrits ont été rédigés sur les petits et les grands groupes, les foules, leur structuration, organisation, attachement aux leaders. Chacun peut lire les concepts spécifiques. Pour avoir travaillé dans plusieurs services et exercé plusieurs fonctions, j'ai remarqué que la manière de recevoir est différente et ne se fait pas de la même façon, dans un service d'imagerie médicale, dans une unité de soins, dans un laboratoire… Pour certains l'admission sera immédiate et ouverte, confiante, pour d'autres, il faudra plus de temps ou suivre des règles d'approches plus rigides, une confiance réciproque plus importante.

Passer d'un groupe à l'autre, rendre visite, interpeller, communiquer, intervenir, demande non seulement de respecter les rituels, mais très souvent les impose. On frappe à une porte, on se fait connaître, reconnaître dans la demande d'entrer et de passer des limites invisibles. Il y a à passer la barrière de l'étrange ou de l'étranger à soi. Il y a parfois des cérémonials indispensables, des laissez-passer, des documents, des gestes signifiants, des objets qui permettent aux membres du groupe de pouvoir se préparer, matérialiser la durée de séjour et la séparation. Il y a des gestes qui rassurent, il y a des gestes qui menacent même inconsciemment. Il y a des dits et des non-dits. Il y a des bizutages. En cela, l'Homme n'a pas perdu complètement le sens du territoire et l'intuition de ses zones sécures.

Les *entrées* sont des espaces permettant un sas de circulation admettant l'accès et la sortie, l'entrée et la séparation, frontières qui permettent un arrêt et la prise de conscience de l'entrée dans un nouvel espace architectural et culturel. Les anciens appartements matérialisaient ces espaces par un couloir, un corridor permettant d'accéder à la pièce à vivre. Des formules de politesse ritualisées et une connaissance affinée de la culture et du langage de l'autre accompagnent ces premiers pas.

L'hôpital relève de ces mêmes usages et on les oublie très souvent, probablement du fait de la banalité et de l'accoutumance de l'accès aux services hospitaliers. Il y a dans cette conjonction entre soignés et soignants, des obligations qui mettent le demandeur sous l'emprise du savoir de l'Autre et les soignants sous l'emprise des demandes ou des angoisses de l'autre. Cela peut faire violence aux uns et aux autres.

Une équipe ne peut pas s'assimiler totalement à un groupe. Elle est plutôt identifiée à son objet, travail, sports… et se doit d'atteindre le plus souvent un but ou des objectifs. Pour les membres de l'équipe, les résultats communs à atteindre seront souvent plus importants que les idéologies individuelles. Ce seront les accords tacites d'objectifs connus, parfois l'idéologie qui donneront à l'équipe sa cohésion, son ciment. Plus l'équipe aura à effectuer une tâche difficile, plus il sera laborieux de s'y faire admettre et plus il faudra donner des signes de reconnaissance.

Les équipes de soin, plus que toutes autres, sont soumises à des pressions, des éprouvés pouvant déborder de loin leur capacité à border les affects. J'ai travaillé, à mes débuts en service d'urgences, c'était d'ailleurs pratiquement une obligation dans cet établissement, un rituel pour les nouveaux, allégeance au système. Il fallait en passer par là. Il n'y a pas de services plus enseignants que les services d'urgence, à la fois dans la capacité à absorber les angoisses des demandeurs, à maîtriser les siennes, à aborder des situations extrêmes, à chaque fois avec compétence et distance. Ce sont des services qui apprennent à *faire avec*. Cela ne se fait pas en un seul jour. L'encadrement, anciennement dénommés *surveillants* ou *chefs* peut être très sollicité dans sa capacité à contenir et à réguler la dynamique du groupe en prise avec les aléas des soins à pratiquer.

Dans cette obligation de mettre à distance les ressentis, des mécanismes de défense sont quasi obligatoires pour les équipes de soins et pour celui qui entre dans ce lieu. Le devenu *objet patient*, méconnu est à la merci des projections des soignants. Par ailleurs, le soignant qui, pour la première fois entre et accepte de travailler dans un milieu professionnel hospitalier s'aliène aussi pour une part à une culture ancienne, une hiérarchie très présente, des us et coutumes riches, éprouvés et parfois éprouvants, parfois très stricts. Ces usages ne sont que très peu dicibles et souvent ils sont voilés par des discours sur les idéaux, des discours moraux sur le bien et le mal, sans vraiment bien savoir de quoi on parle.

Au début de ma carrière de conseillère aux conditions de travail, une directrice des soins, qui connaissait bien la situation que je devais analyser, inquiète de mes conclusions et de la restitution orale que je pourrais en faire, me dit, alors que je lui présentais mes premières conclusions, que j'enfonçais des portes ouvertes, portes que j'estimais pour ma part justement bien trop ouvertes, permettant la possibilité de passages à l'acte pulsionnels. Il s'agissait de conditions de travail d'équipes de nuit où un groupe avait pris le pouvoir et faisait régner sa loi. Je crois que l'encadrement avait peur et n'avait pas les moyens de faire appliquer une loi inscrite nulle part sur la prise de pouvoir d'un groupe sur l'autre ici les personnels sur le groupe des surveillantes de nuit. La paix sociale s'achète parfois par l'aveuglement sur la réalité.

Il est souvent attendu, de la part des usagers de l'hôpital que les professionnels soient des « vrais » professionnels et qu'ils sachent résister avec le sourire aux attaques et injures verbales, mais ce n'est pas toujours le cas et souvent les professionnels, culpabilisés par ce qu'ils croient être d'une difficile atteinte de l'idéal de leur devoir, se justifient au lieu d'écouter ce que le patient a à dire, la justification amplifiant le malentendu, l'incompréhension et mettant en place une communication de type agressif en miroir. C'est aussi vrai pour l'encadrement, vis-à-vis des équipes. La plupart du temps, les soignants, bien au fait de la question, portent un regard attentif au consultant, mais il se peut, pour de multiples raisons, que tout à coup, le regard ne soit plus suffisamment attentif, la mise à distance inadaptée, trop prêt ou trop loin. Une source de frustration se met en place enkystant la relation dans le conflit.

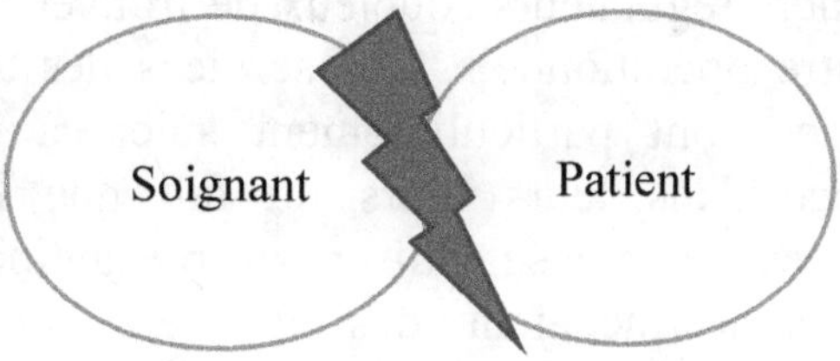

Rencontre sans espace de transition dans la crise et l'urgence

Le contact avec un autre n'est pas pour chacun une évidence. Il renvoie souvent aux premières relations affectives et demande professionnellement une distance ajustée. Le schéma de la rencontre patient/soignant ci-dessus pourrait rappeler celui, ci-dessous, de la demande d'assouvissement de la sensation de faim par l'objet partiel sein.

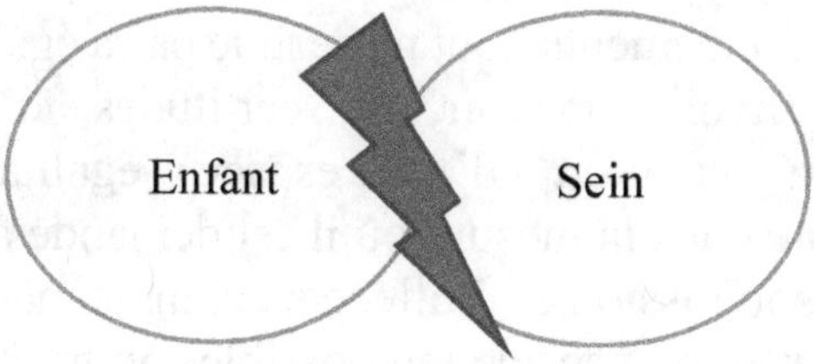

Apaisement de la faim

Dans les milieux de soins, la demande peut parfois se faire dans la colère, dans les tensions de la souffrance ou l'angoisse de la perte. Pour certains, rien ne peut s'exprimer, s'accomplir autrement que dans la tension ou la négation, le passage à l'acte, la violence du verbe. L'entrée à l'hôpital nécessite du temps, le temps de comprendre comment on peut s'arranger des incertitudes, des divisions, des contradictions. Il y a encore quelques années, il y avait des hôtesses qui incarnaient le sas à traverser. Il n'en existe plus. Elles ont été remplacées par des médecins ou infirmiers régulateurs soucieux de trouver des lits vacants et d'être opérationnels. Les services des admissions des urgences sont particulièrement sujets à l'entrée de la violence dans leurs murs du fait que le recueil des angoisses, peuvent se réaliser sans précaution, dans l'action et dans l'effacement des frontières des espaces de civilisation ou l'incompréhension des zones de frustration et de souffrance. La communication se fera alors sans la création d'un espace imaginaire, sans la séparation entre l'objet de la demande et les éprouvés des personnes. Le conflit risque d'éclater dans une zone de fusion/confusion. La contention va se matérialiser physiquement ou chimiquement.

La rencontre est parfois extrêmement difficile à contenir avec trois principaux types de conflits, de personnes, d'intérêts, de valeurs. Souvent, le conflit de personnes est nommé en premier alors que sont souvent en jeu les deux autres. À cela se rajoutent les règles dites et implicites des différents positionnements, tout ne se joue pas à égalité. Les positions de savoir, pouvoir, de certitudes, d'autorité empêchent la création d'un espace égalitaire de communication, dans la mesure où il est demandé à l'autre des rituels de soumission et d'allégeance, mais même là, il peut y avoir des interstices de jeu possibles ou pas.

Dans les tentatives de régulation des antagonismes, un premier principe est qu'un conflit extériorisé cache presque toujours une crainte, une peur ou une angoisse, une souffrance, un deuxième principe consiste dans la recherche de la sortie du conflit qui doit être réfléchie dès le départ car le risque d'une sortie dramatique, tragique passe par l'hôpital, la justice ou le cimetière. Un troisième principe est que même et peut-être surtout dans un milieu très civilisé la violence et l'agressivité sont toujours sous-jacentes et on doit y être attentif.

La notion de conflit est en général mal vue, tue, alors que c'est presque la base de toute vie. Il est sous-jacent à la demande et à la réponse donnée. Rarement le conflit s'installe sur des bases égalitaires, d'où très souvent les sentiments d'injustice et de frustration. Le conflit avec un patient est différent d'un conflit au travail. Dans le conflit au travail, celui-ci est souvent la base d'une relation sociale inégalitaire plus ou moins dite, plus ou moins lisible. Il y a très peu de groupes qui peuvent fonctionner sur les principes fédérateurs de réseau ou de fraternité égalitaire, dans la mesure où les membres des groupes ont très fréquemment et très rapidement besoin d'un leader pour potentialiser des affects d'amour ou de haine, de rivalités autour d'un totem ou d'un manque.

L'identification est un concept plus psychologique que le concept d'aliénation, concept plus philosophique. Il s'agit de l'état de la personne asservie, soumise à de telles contraintes qu'elle devient étrangère à elle-même. Le terme d'aliénation est fort et comme le terme « violence » est polysémique et chargé d'affects. Il contient en lui-même ses propres paradoxes, le « a » privatif coupant le lien à soi, en même temps qu'il permet la fusion à l'autre.

L'identification n'est pas imitation, elle s'approprie certains attributs de l'autre pour les faire siens. Elle est le processus par lequel une personne se transforme, de façon provisoire ou permanente, en assimilant un trait ou un attribut, partiel ou total, d'une autre personne. C'est le processus par excellence de la formation de la personnalité. Une des défenses connues pour survivre à des situations traumatiques est *l'identification à l'agresseur ou le syndrome de Stockholm*.

René Kaës, à la suite de Winnicott a conceptualisé l'espace et l'objet transitionnel.

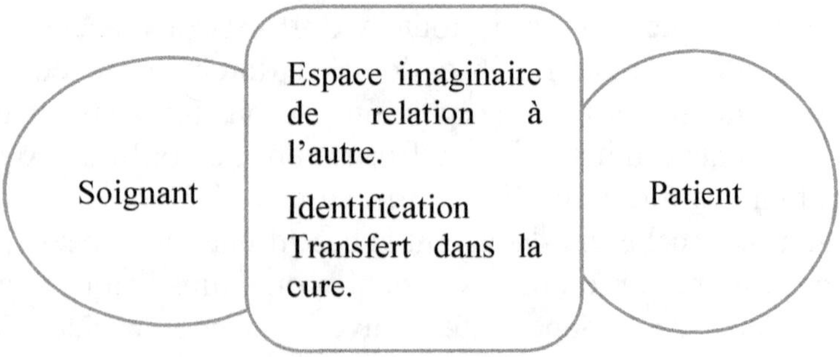
Soignant
Espace imaginaire de relation à l'autre.
Identification Transfert dans la cure.
Patient

Rencontre avec l'autre

J'aime, pour une démonstration simplifiée, m'appuyer sur la configuration empruntée au schéma de l'aliénation de François Sigaut pour la voir figurer à trois niveaux, ce qui pourrait commencer à éclairer de difficiles concepts.

1 Ego (Moi)		2 Ego (Moi) + Autrui	3 Ego (Moi) + Réalité
Réalité	Autrui	Réalité	Autrui

Figure 1 = Ego (Moi) coupé de la réalité et d'autrui = folie – solitude – psychonévrose narcissique.

Figure 2 = Ego (Moi) et autrui coupés de la réalité = illusion – illusion groupale – idéologies.

Figure 3 = Ego (Moi) + réalité coupée d'autrui = possibilité d'exclusion d'un groupe qui ne partage pas la même réalité – bouc émissaire.

L'enfant qui nait, le professionnel qui débute, le patient qui arrive pour la première fois dans un service se doit d'intégrer tout un système de valeurs, de repères et la désignation de sa place dans le groupe. À l'hôpital, système hautement hiérarchique, la place de chacun est fortement déterminée par une réalité dont tous les éléments ne sont pas lisibles pour chacun, dans une culture qui fait force de vérité pour la plupart. J'ai vu arriver de jeunes professionnels experts, extrêmement intelligents, hyper formés, bardés de diplômes, donner l'illusion avec l'assentiment de l'institution que ce serait eux qui enseigneraient l'avenir et une nouvelle culture, le passé étant assimilé à du déchet et à du « has been ». La transmission n'aurait plus de valeur intrinsèque. Tout n'est pas à transmettre, loin de là. Néanmoins, j'ai été surprise lors de mon pot de départ, d'entendre par ces mêmes jeunes professionnels que je n'attendais certes pas à cet endroit, qu'ils regretteraient mes enseignements et mes efforts de transmission. Comme quoi, la vérité est toujours un peu ailleurs.

Une des définitions données de la vérité, à différencier de la réalité, serait dans l'adéquation et l'écart entre la pensée et les représentations[46]/[47].

La vérité serait l'adéquation d'un discours, d'une représentation et d'un objet : on ne peut douter de ce que l'on voit, mais la vérité s'apparente parfois à un jugement de valeur. On ne dit pas d'un oiseau qu'il est vrai, en revanche, on dira qu'il est vrai que c'est un moineau ou un pigeon. La vérité s'articule à la réalité et à la norme, à l'identification partagée par le plus grand nombre, au savoir et à ce que l'on ne sait pas et ce que l'on n'aurait pas encore découvert. Un savoir n'est jamais clos ou fini. En cela, l'hôpital est un vaste champ de connaissance sur soi et sur l'autre[48]. Les conséquences au long cours des traumatismes oubliés ou banalisés ne sont jamais enseignées.

---

[46] Piéra Aulagnier : La violence de l'interprétation ; Collection Le fil rouge ; Éditions PUF ; Paris ; 373 pages – 1975 ; p. 28
… *Dans le concept de réalité, nous disons que cette dernière, pour le sujet, n'est jamais autre chose que l'ensemble des définitions qu'en donne le discours culturel….*

[47] Jacques Lacan : D'un Autre à l'autre ; séminaire XVI ; Collection le Champ freudien ; dirigée par Jacques-Alain et Judith Miller ; Éditions Seuil ; Paris ; 2006 – 425 pages – pp. 68-69
… *La vérité n'a de réalité que de bien dire* dit Jacques Lacan, *sinon elle s'éprouve et se souffre dans le symptôme….*

[48] Eugène Enriquez : Le travail de la mort dans les institutions ; Opus cité ; p.80.
… *Tout désir de former, d'engendrer, (on peut rajouter de soigner) rencontre comme butée le désir inverse de déformer, de briser, de morceler autrui. Tout parent formule inconsciemment des vœux de mort sur ses enfants. Le praticien du social, obsédé par la question de la filiation, a plus d'occasions qu'un autre de les rendre opérants….*

La culture, les références et les aléas de la réalité

J'ai souvent fait le constat que le contenu des mots à l'hôpital se vidaient assez rapidement de leur sens. Pour exemple, la Réforme de 1991 avait mis en jeu le terme projet, projet de soins et projets de service, ces mots furent bientôt remplacés par d'autres mots, qualité, risques professionnels, gouvernance et beaucoup de sigles T2A[49], CME[50]… Finalement, les uns et les autres n'avaient que peu d'importance dans une dynamique qui ne s'accrochait pas à eux. Les mots ne voulaient pas donner leur contenu qui se résumaient peu à peu à la lettre.

Un jour, dans une réunion animée par la direction, nous nous sommes amusées avec une collègue à traduire ce que l'on entendait par une liste de mots passe-partout que nous avions récupérée. Nous mettions ces termes verbeux dans

---

[49] La Tarification à l'activité (T2A) est un mode de financement des établissements de santé français issu de la réforme hospitalière du plan Hôpital 2007, qui vise à médicaliser le financement tout en équilibrant l'allocation des ressources financières et en responsabilisant (culpabilisant ?) les acteurs de santé. Ce mode de calcul met en concurrence les établissements de santé, surtout privés et publics.

[50] La Commission Médicale d'Établissement constitue, en France, dans chaque établissement public de santé, l'instance représentative de la communauté médicale, pharmaceutique et odontologique. Jusqu'à l'ordonnance du 1er septembre 2005, ses missions étaient purement consultatives. Elle s'est vu alors reconnaître un pouvoir de décision que la loi Hôpital, Patients, Santé et Territoire (HPST) lui a de nouveau retiré.

tous les sens et cela marchait à tous moments pour un discours de surface qui ne cherchait qu'à fermer les issues d'une réflexion et de questionnements.

... *Dans le contexte actuel, l'émergence de difficultés amorce une réflexion que nous serons probablement amener à considérer... ». « ... Au vu de la conjoncture, dans une volonté de cohérence et de transparence, vous pouvez faire confiance à notre esprit de mission et de raison... » « ... Nous ferons l'impossible pour résoudre les aléas d'une situation devenue trop complexe pour la maintenir en l'état...*

Ce ne sont que de simples exemples amusés, entendus ou inventés, de phrases structurées autour d'un certain nombre de mots concrets, mais creux, qui résonnent de manière sérieuse, mais que dit vraiment la phrase ? Amusons-nous à traduire les discours politiques pour rester vigiles. Il suffit d'y mettre le ton et de la conviction et l'inquiétude s'insinue, sans du tout être favorable aux théories du complot, peut-être celles du contrôle ?

Culturellement, l'institution, nous dit Eugène Enriquez[51], en tant que structure close sécrète tous les éléments inhérents aux systèmes fermés : répétition des conduites, automatismes des gestes, montée des procédures, de la bureaucratie, multiplication des normes, absence d'initiative, besoin de sécurité, fuite des responsabilités, habileté dans le contournement des règles...c'est dire une tendance à l'entropie, à la désorganisation dans trop d'organisations rigides, de tendances mortifères. Depuis 2000, les réorganisations, restructurations, fusion et défusion d'établissements posent les structures globales d'une institution

---

[51] Eugène Enriquez : Le travail de la mort dans les institutions ; Opus cité ; p.85.

en mouvement et en crise, dont les orientations et organisations futures n'en seraient pas lisibles.

1 à 5 % de décompensation sont observés chez des agents déstabilisés à qui on proposait des solutions qui ne leur convenaient pas. J'ai déjà parlé des procédures d'accompagnement social, mises en œuvre dans l'institution où je travaillais pour les personnels lors des restructurations, processus qui dans les commencements souhaitaient redonner un espace, une voix, une parole, une place aux professionnels à qui étaient imposés le changement, une possibilité de choix. J'ai également pu évoquer que ces choix, cette parole, cet appel au désir redonné aux professionnels, s'étaient rapidement heurtés à une réalité plus tangible. Les choix de postes par les personnels s'opposaient aux désirs, parfois légitimes de contrôle des cadres qui ne maitrisaient plus les recrutements. Ces procédures, aux intentions bienveillantes de départ se heurtaient aussi parfois, de plein fouet avec une réalité de formation, car toutes les formations deviennent obsolètes avec le temps. Beaucoup d'agents n'étaient employables que sur leur ancien poste.

Dans un de ceux-ci, j'ai accompagné avec une collègue psychologue un agent qui a montré de forts signes de décompensation. Son supérieur, à qui l'agent en faisait voir de toutes les couleurs, exultait et disait à qui voulait bien l'entendre, dans les couloirs, que de toute manière on ne pourrait rien faire car l'agent était psychotique, jusqu'à ce que je l'entende. Je lui ai signifié que jusqu'à preuve du contraire, il n'était pas habilité à nommer la chose et même s'il voulait le faire, la folie et la psychose ne devaient pas devenir objets d'insultes. Les termes hystérique, psychotique, pervers narcissique, un terme à la mode peuvent constituer de vraies diffamations à l'encontre des professionnels et se dire trop souvent de l'un à l'autre.

Normalement cela relève du droit, mais finalement l'acceptation des affronts au quotidien est relativement élevée chez les soignants.

Que faire alors de cette singularité souffrante dans un collectif normalisé ?

Lorsque je travaillais en gériatrie ou autrefois en réanimation, je cherchais dans la personne âgée, abimée, mutilée, la personne dans le coma, ce qu'elle avait pu être, avant. Les multiples photos que les familles apportent dans les services de gériatrie ou en réanimation, montrent ce qu'elles ont été et il est parfois très difficile de faire le lien entre les photographies et l'image de celui qui est en face de nous, traversé de tuyaux, par la maladie, l'âge ou la souffrance. L'âge et la souffrance marquent les corps de leurs empreintes. Mais les restes de la subjectivité vivante se disent autrement.

Je recommande fortement le très beau documentaire de *Valéria Bruni-Tedeschi* et *Yann Coridian : Une jeune fille de 90 ans*, qui devrait faire l'objet d'une session spéciale dans les écoles professionnelles soignantes, au même titre que l'hygiène. Ce documentaire pédagogique prouve à tous ceux qui désespèrent de l'humanité, ce qu'une personne âgée véhicule encore de vie et de sexualité en dehors de la dégradation de l'image. Il montre, au travers de l'acceptation d'un professionnel à prêter son corps pudiquement, le retour à la vie d'une jeune fille de 90 ans fortement perturbée au départ du documentaire. Au début, Blanche ne peut pas dire son nom, à la fin elle pourra se nommer *je suis Blanche* grâce à la danse et à son acceptation du moment d'émotion vraie pour une danse thérapeutique, dans le plaisir. L'image n'est pas l'être, mais l'habit fait parfois le moine et nous nous y arrêtons un peu trop rapidement.

Le reportage débute par une scénette, Blanche est devant son assiette pleine dans la salle à manger collective. Elle paraît particulièrement perdue et refuse de manger. Un aide-soignant s'en rend compte, tente d'insister et dit : elle ne va pas bien, elle n'est pas dans son... et il s'arrête et l'on comprend à demi-mot qu'il voulait dire le mot *assiette*, clle n'est pas *dans son assiette*, parce que tout à coup, sous le regard de la caméra, la métaphore rejoint le réel et nomme quelque chose du malaise que l'aide-soignant perçoit tout à fait et nomme de manière pertinente. Effectivement, Blanche est ailleurs, elle n'est pas présente à son assiette.

Cependant, dans cette maison de retraite, un artiste – danseur et psychomotricien intervient d'une manière originale. Il propose et ose, pour les patients, le geste sincère et professionnel du don d'une part de lui-même, le meilleur d'un soignant-artiste. Il vient, en harmonie avec la musique et la danse leur redonner un moment de vie. Une nouvelle lueur réanime les regards. Ils se regardent et les sentiments de respect, d'amour et d'humour se remettent à circuler. Et cela fait du bien de retrouver l'humanité en dehors des discours vidés de leur substance.

L'altération de la réalité est signe de souffrance et de traumatismes vécus et finalement sait-on faire avec le tourment, le sien et celui de l'autre ?

On s'en défend rapidement car la douleur intime est la chose la moins partageable au monde, mais le monde est constitué aussi de cette aliénation et d'une perte de soi, comme nous avons pu le démontrer plus haut. La souffrance n'est pas douleur, mais la douleur peut dire la souffrance, une fois de plus on frôle le psychosomatique dont on ne peut toujours rien dire. Cependant, à un moment où la normalisation est en marche, la souffrance au singulier échappe encore à notre entendement.

Certes, nous avons fait des progrès avec le temps. Le rapport aux jugements n'est plus le même qu'au Moyen-

Age et nous ne voyons plus d'écartèlements, de décapitations ou de pendaisons dans les rues, la peine capitale a disparu en France. L'humiliation visible n'est plus permise, mais longtemps on a pensé que les enfants ne ressentaient rien et je ne suis pas sûre que nous comprenions toujours la souffrance au travers de l'expression des personnes âgées. La violence est combattue, mais la violence est multiforme et habile pour échapper, se répéter, ressurgir et prendre de multiples formes.

Si je reprends l'exemple de l'agent dont le cadre disait à qui voulait l'entendre dans les couloirs que son agent était psychotique. Elle l'était vraisemblablement et mettait l'établissement dans la sidération dans le même temps. Le symptôme se manifestait bruyamment, mais devait se nommer uniquement, entre spécialistes. L'agent était démonstratif et imposait le silence. Cet agent mettait son encadrement en réelle difficulté de pouvoir bien différencier les choses, mais également le service de médecine de santé au travail, les psychologues, les directions. À défaut de nomination juste ou légitime, chacun évoquait ses projections ou ses certitudes. La démonstration était envahissante, prenant en otage l'ensemble des acteurs.

Il est parfois bien difficile de faire la part des choses lorsqu'un comportement inadapté prend une telle place, empêchant les différents intervenants de distinguer ce qui est de l'ordre de l'intime, de ce qui est de l'ordre du professionnel. Une confusion peut se mettre rapidement en place dans les équipes, convoquant les jugements et les indécisions des uns et des autres. Dans ces circonstances, en mal de nomination, le symptôme devenait ironie ou injure pour tenter d'en dire quelque chose. Mais c'est là où il est intéressant d'intégrer dans la réflexion le mathème[52] de l'hystérie.

Les lois du handicap de 1975, 1987, février 2005[53] ont légiféré les conditions d'insertion des personnes en situation de handicap physique et psychique. Depuis 1975, tous les employeurs, de droit public comme de droit privé, sont tenus de respecter l'obligation d'emploi des travailleurs handicapés (OETH), dès lors qu'ils comptent au moins vingt salariés. Ils se doivent d'employer au moins 6 % de travailleurs en situation de handicap. En 2005, cette clause a été étendue aux trois fonctions publiques, d'État, Territoriale et Hospitalière. En dessous des 6 %, les sociétés et établissements seront obligés de verser une indemnité au prorata du nombre de leurs salariés.

Un fond de solidarité a été institué, le FIPHFP qui, en retour, a accompagné les trois fonctions publiques en leur faisant signer des conventions avec des moyens financiers alloués, parfois très importants, des propositions de formation et des conseils aux manageurs et aux équipes. À Lyon, si des conventions n'avaient pas été signées, dès la première année, les hôpitaux publics auraient dû verser plus d'un million d'Euros, pris sur les budgets du personnel. Ils ont alors demandé que soient reconnus comme travailleurs handicapés tous les agents inaptes partiellement ou définitivement à leurs postes de travail, avec en contrepartie une recherche

[52] Le mathème est fiction de ce qui du réel échappe toujours au dire selon le concept lacanien.

[53] Loi de février 2005 pour l'égalité des droits et des chances, la participation et la citoyenneté des personnes handicapées du 11 février 2000 dite loi Handicap. Elle institue le FIPHFP (Fonds d'Insertion pour les Personnes Handicapées dans les trois Fonctions Publiques), apport de compétences et apports financiers, en parallèle aux actions de l'AGEFIP (Association de Gestion du Fonds d'Insertion des Personnes Handicapées) (loi de 1987) du secteur privé.

de reconversion sur un autre poste, souvent poste administratif. Par ailleurs, s'ils ont relativement accepté le handicap physique, le handicap psychique a fait l'objet d'un rejet quasi total. Se raccrocher à une normalité constituait un repère fiable pour une référence à la vie sociale et à la culture. Ils ne souhaitaient pas rajouter de la crise à la crise.

Parfois, l'un accompagne l'autre. Je me souviens de ce technicien supérieur de 35 ans, atteint d'une forme particulièrement virulente de sclérose en plaque. En cinq ans, le jeune homme doué, marié, père d'un jeune enfant s'est retrouvé en fauteuil roulant, divorcé, retourné chez ses parents, avec une baisse importante de ses facultés motrices et cognitives. L'établissement l'a accompagné le mieux qu'il pouvait, mais le jeune homme était en colère et a intenté un procès. L'institution était le lieu de l'expression de sa douleur et de sa colère, de son dernier amour et son dernier ancrage. Les deuils à faire pour lui étaient vertigineux.

Les conséquences d'une crise créent une situation de rupture où l'équilibre précédent est rompu. Les troubles viennent dire le stress, l'anxiété ou l'angoisse. En remettant en cause ses tâches primaires, l'institution par ses restructurations et réorganisations constantes, s'épuise et épuise les personnels avec le risque de laisser sur le bas-côté ceux qui ne s'adapteraient pas, qui, parfois ne le peuvent pas. On ne peut en vouloir à personne et constater la tragédie toujours à l'œuvre.

L'écrivain,[54] le poète sont les artistes privilégiés qui peuvent retrouver les termes, mots singuliers qui permettent

---

[54] Jean d'Ormesson : Au plaisir de Dieu ; Roman ; Éditions Gallimard ; Paris ; 1974 – pp. 174-175
...S'il est permis de se prononcer sur ce mystérieux bonheur des hommes, je soutiendrais volontiers qu'ils n'ont jamais été plus heureux qu'à la fin du XIXe siècle et au début du XXe siècle, non pas parce qu'ils l'étaient vraiment en ces débuts de l'industrie, mais parce que,

d'entrevoir l'universel pour chacun. Il est avec le psychiatre, le psychanalyste, le psychologue, l'historien, celui qui peut, peut-être, le mieux appréhender les déséquilibres individuels en lien ou pas avec les délires individuels ou collectifs et les traduire en mots justes et significatifs. Les mécanismes de défense sont nombreux et on peut les appréhender comme mécanismes de protection. Il serait inutile d'en faire la liste ici, mais l'humour, l'illusion et même le déni peuvent être protecteurs.

Aujourd'hui, l'énigme demeure sur les modes de changement à opérer. Les discours et argumentaires s'entendent en termes de trop :

On dépense trop, on vit au-dessus de nos moyens » et du manque, *le trou de la sécurité sociale*. On entend qu'*il n'y a plus d'argent, la sécurité sociale ne peut pas tout rembourser, nos enfants paieront notre dette*.

Si on admet que l'adaptation et l'évolution nous tirent du côté de l'entrepreunariat et en particulier de la fonction d'hôpital-entreprise, on peut mieux entendre alors les contradictions entre principes d'évolution et d'homéostasie, de transmission et de filiation avec ceux de renouveau et de modernité. On souhaiterait que l'histoire se termine bien, mais si le méta cadre culturel cède, un chaos est-il possible ? Le changement se fait de lui-même avec le temps, pourquoi accélérer le tempo et le vouloir à tout prix ?

Les résolutions de la crise se feront soit par un rééquilibrage et un retour à la situation antérieure, soit par des modifications structurelles, soit par l'intégration progressive d'autres références, mutations et intégrations

---

enfin, après tant de millénaires, ils espéraient le devenir... Le rôle formidable du socialisme a été de donner à la masse des hommes une espérance de bonheur... Jamais le mariage n'est aussi beau que les fiançailles. Le socialisme aura constitué, pendant un siècle, les fiançailles de l'humanité avec le bonheur....

progressives de nouvelles manières de penser. Si la demande de changement bouscule trop, des réactions défensives pourront surgir.

La résilience consiste à comprendre ses traumatismes pour *savoir-faire avec ses symptômes*. Actuellement dans l'entre-deux, peut-être dans l'incapacité de penser nos manques, les mutations à venir et notre futur, un fantasme naît et oriente notre imaginaire vers la robotique et le numérique. Comme la machine à tisser Jacquard a provoqué des arrêts de travail chez les soyeux lyonnais en son temps, le numérique et la robotique interrogent la volonté de remplacement des faiblesses humaines par des machines qui au fur et à mesure du temps, s'autonomiseraient de l'emprise des hommes. Par le numérique et la robotique, on arriverait avec le temps à éradiquer ou à remplacer toutes les incompétences pour une société où il y aurait moins de travail et plus de temps libre. Un candidat à la dernière présidentielle de 2017 a déjà prévu le financement de ce manque à gagner par un revenu universel, nouvelle forme de rente pour une société qui ne s'organiserait plus sur le principe du travail. Le principe de l'emploi et de la paupérisation serait alors permuté par rapport à ce qui était connu jusqu'alors. Déjà, comme si cela se préparait, on a vu supprimer les postes de distributeurs dans les stations-services, des postes de préparateurs en pharmacie dans les hôpitaux, des postes de caissière, advenir des distributeurs automatiques de billets, d'essence, de service…Plus de mille emplois par an ont été supprimés dans la fonction publique hospitalière lyonnaise en quelques années. Néanmoins, l'idée que, seule une élite pourrait bénéficier du travail et que la plus grande partie serait au chômage inverse l'histoire d'une aristocratie vivant de ses rentes, l'idée du servage et de l'asservissement à de l'emploi mal rémunéré. Reste toujours l'idée d'une minorité à privilégier.

L'objet travail est devenu un trésor rare et caché. L'Homme n'a plus besoin de l'autre, il va le ramener à son image, sans les impasses complexes de l'altérité. C'est ce qui s'est passé les derniers temps où je travaillais. Nous avons vu apparaître dans les recrutements des profils qui se ressemblaient pour des physiques qui eux-aussi se ressemblaient. L'altérité, la différence, les clivages structurants, parfois injustes, sont peu à peu remis en question au nom d'une égalité qui se voudrait ressemblance. Un autre fantasme encore plus anxiogène circule : la disparition de l'humanité, certains disent dans moins de 200 ans. Il se construit en lien avec le réchauffement climatique et ses incidences. Feux de forêts, cyclones, canicules précipitent le fantasme. Les coronavirus circulent aussi renforçant le sentiment d'une possibilité de mortalité advenue sur le chemin de l'immortalité et a remis en jeu, brutalement une hiérarchie des gens utiles ou pas, du télétravail et du travail sur place, de l'organisation de la société. Cependant, comme les métiers à tisser n'ont pas réalisé la fin d'un monde, l'évolution des métiers, les formations, l'imagination sont un réel enjeu pour l'avenir. Mais jusqu'où peut-on aller dans cette peur de l'avenir, entre deux orientations : tradition et avenir, avancées technologiques et retour aux anciens styles ?

Si la croyance en un Dieu censeur ne fait plus recette que chez certains intégristes, les pratiques de la chirurgie introduisent dans l'imaginaire l'idée de repousser toujours plus loin les limites de l'image. Ce serait le corps qui porterait désormais les traces de la transformation et de la métamorphose du vrai et du faux, de la différence des sexes et de la différence des générations. L'effacement des limites, du jugement moral, dans son aspect positif, réintroduit et réinstitue dans la société, ceux qui trouvent dans les marges une résolution de leurs problématiques - A voir pour l'avenir…

Récemment une de mes petites-filles qui devait passer son épreuve de philosophie, m'a posé la question de savoir ce qu'était la GPA (grossesse pour autrui) et la PMA (procréation médicalement assistée) et en quoi cela pouvait faire débat et manifestation. J'ai tenté de lui définir les différents points de vue et différencier les questionnements moraux, éthiques, personnels et identitaires en jeu. Elle a conclu par « *n'importe quoi, chacun a le droit de vivre sa vie comme il le veut* » et je lui ai répondu, en riant, que c'était un peu court en termes d'argumentation pour réussir l'épreuve du baccalauréat, mais cela témoignait d'un esprit d'ouverture certain. Aujourd'hui se posent, en effet, de difficiles controverses, entre faire advenir chacun pour ce qu'il est et intégrer les normes d'une culture à partager entre tous.

Les soignants en prise avec le coût de la liaison somatique

Les rencontres soignants/soignés articulent un métier particulier à la fois relationnel et commercial et, un peu plus que cela. Lorsqu'un soignant rencontre un patient, il se met à l'épreuve pour un inconnu. Par l'intermédiaire d'éprouvés différents, propres et exclusifs, ce qui n'a pas pu s'élaborer des malaises intimes des uns et des autres, peut ressurgir du passé de chacun à leur insu. La posture soignante a l'air évidente mais est assez difficile à analyser et déployer. L'analyse se confronte à plusieurs écueils. Médecins, infirmiers, personnels de l'imagerie médicale, laborantins acquièrent tout au long de leur vie de travail, un savoir très spécifique, une connaissance fine du corps, ses affects, son fonctionnement, une représentation de la souffrance et des limites humaines. Cette proximité induit chez chacun, une conscience de la complexité et l'idée d'un savoir transmis. Serait-ce pour cela qu'il resterait comme un vague résidu de sentiment de culpabilité chez les soignants alors qu'ils sont censés incarner le bien et ne penser qu'aux autres, entre abnégation et postures parfois proches du dolorisme ?

Nous avions été interpelées deux collègues et moi-même pour une analyse des conditions de travail, analyse ergonomique et demande de médiation, par l'encadrement médical et administratif dans un secrétariat médical. Alors que je suis en fin de période d'observation, l'appel téléphonique d'un patient, un vendredi soir et la réponse de la secrétaire vont m'interroger. Le patient souffre de rhumatismes douloureux et est traité par corticoïdes. Il a été vu en consultation et vient de terminer son traitement. Toujours souffrant et douloureux, il souhaite avoir un médecin au téléphone ce vendredi soir, car, anxieux, il veut continuer son traitement le week-end et reprendre en urgence un rendez-vous en consultation, la semaine suivante. Il souhaite parler à un médecin.

Il n'y a plus de présence médicale dans le service ce vendredi soir. La secrétaire, désemparée, avec une très grande empathie et une certaine naïveté, ne pouvant appeler personne, va le rassurer. Elle lui dit qu'elle souffre de la même maladie et lui conseille pour le week-end, de faire comme elle fait dans des cas similaires, c'est-à-dire, continuer à prendre les médicaments, en les diminuant petit à petit. Elle lui donne un prochain rendez-vous. Le patient raccroche, tout à fait apaisé.

Dans l'absolu, le professionnel ne doit pas s'identifier au patient même s'il souffre d'une maladie similaire. Il doit trouver un espace de médiation instantané et rassurant, faire appel à celui qui est habilité à répondre. Dans ce cas présent, il n'y avait personne pour répondre d'un point de vue médical. Cela n'avait jamais été discuté en équipe. En l'absence de médecins, la secrétaire nouvellement arrivée n'avait pas de procédure dégradée à mettre en œuvre, les absences des praticiens n'avaient même jamais été envisagées et discutées. Elle n'a pas trouvé d'autres solutions que de prendre la décision spontanée de se *mettre totalement à la place* du patient.

Dans l'après-coup, je m'interrogeais sur ce qu'il aurait fallu faire : fallait-il déroger à mes principes de ne jamais intervenir en observation ? Lui dire, sur le moment que cela n'était pas d'usage de répondre de cette manière ? En parler avec l'encadrement, au risque de la dénoncer ? Faire comprendre à l'agent qu'elle ne pouvait pas se mettre à ce point-là à la place de l'autre ? Comment rédiger les faits observés, pour que cet incident soit traité, sans en faire un drame qui n'avait d'ailleurs pas eu lieu ? etc. Une de mes collègues aurait été plus franche, aurait sanctionné tout de suite cet incident, en disant que cela ne se faisait pas. Mon autre collègue était également réservée sur ce qu'il aurait fallu faire. Nous avons donné nos conclusions en généralisant les thématiques, en particulier en fin de semaine, en notant une présence médicale indispensable jusqu'à la fin de l'ouverture du service, ce qui était aussi une difficulté, les médecins ayant des plannings surchargés.

Nous nous sommes beaucoup interrogées sur la notion de faute. Y avait-il eu faute ? Avait-elle fait une faute ? Les médecins absents étaient-ils en faute ? Étions-nous en faute de ne pas être intervenues sur le moment ?

Comme dans une famille, l'équipe de soin se construit autour de secrets. Les silences s'expliquent pour une part dans le fait qu'à l'hôpital, les soignants sont au cœur de la souffrance et des maltraitances, au plus près du réel, du pathos et du manque. Les souffrances disent l'indicible et les soignants sont au corps à corps avec elles. Il n'y a pas plus énigmatique que la maladie, à la fois démonstrative et muette et comme il fut dit à un colloque *il est difficile d'approcher la douleur qui ne dit rien et se souffre beaucoup*[55]. Les cris et dire sans symbolisation par la parole n'en finissent pas de ne pas dire ce qu'il en est. Dans cet impossible, ce sont tous les soignants qui sont pris dans les filets du silence, dans l'immobilisme de peur de dévoiler ce pourquoi ils sont venus tenter d'en comprendre quelque chose.

---

[55] Le corps parlant ; Section clinique de Lyon, Antenne de Grenoble ; Grenoble - 21/09/2019.

La discrétion et le secret ont donc beaucoup d'importance dans les lieux de soins et se résument par : hôpital-silence. Le consultant, les professionnels qui pénètrent dans une équipe pour l'aider, doit le faire avec respect et une retenue certaine par rapport à une possible emprise de la jouissance liée au voyeurisme (le ça-voir), au risque de ne pas comprendre tous les enjeux de la situation. Ce savoir a un prix, cela se paie du prix de l'embarras d'en avoir compris un *petit quelque chose* et l'obligation de choisir ce qui doit être dit et pas dit. Des principes éthiques dans une restitution d'étude sont un choix subtil et difficile. Il faut pouvoir se rappeler que les techniques de soin pour progresser ont désobéi aux lois religieuses. Au départ, la religion interdisait la chirurgie et les apprentissages de l'anatomie sur les cadavres. Au fil du temps, une approche scientifique, génétique et biologique s'est imposée comme approche de la réalité et du savoir, avec à chaque fois la transgression de limites, surtout, religieuses mais aussi des limites antérieures liées aux progrès techniques.

Ce qui est vrai pour les secrétaires, l'est d'autant plus pour les cliniciens, infirmier(e)s, manipulateur(trice)s en radiologie qui approchent d'autres secrets encore plus difficiles. Ils (elles) peuvent, faire des pronostics sur ce qu'ils (elles) voient des images et des pièces anatomiques, dans ce qu'ils (elles) lisent des analyses biologiques. Ils (elles) peuvent ressentir des traces inconscientes d'indignité et de culpabilité de celui qui a vu ce qu'il ne devait pas voir, qui a compris ce qu'il ne devait pas comprendre. Comme chacun le sait, plus on approche de la vérité, plus il est difficile de la penser, Icare s'y est brûlé les ailes - Paradoxe du Surmoi, indispensable à la loi et au principe civilisateur et parfois trop interdicteur[56]. Très fréquemment

---

[56] Jacques Lacan : Encore (1972-1973) ; Collection Points ; Éditions du Seuil ; Paris 186 pages – 1975 - p.11

assimilé à l'ordre d'une pensée au féminin, c'est comme si les professionnels de santé cumulaient toutes les traces antinomiques à la fois du manque et de la toute-puissance avec une possibilité d'un savoir aigu des problématiques intimes, sexuelles mais aussi de la castration dans la réalité, l'anatomie et dans la chair. Ces professionnels sont ceux qui ont vu et ne peuvent pas en parler, ni même souvent, le penser, ballotés entre perfection et obscénité, voir et savoir, avec une posture particulière sur la parole, le dire et le discours. Dans ce sens, les personnels de direction peuvent mieux garder la tête froide. En revanche, ils sont aliénés aux discours économique et financier du fait de leur position statutaire.

Il y a une distinction à faire entre la culpabilité qui signe la reconnaissance d'une faute et la honte. Cette dernière est le lien qui par excellence relie l'intime au social, elle s'associe volontiers aux sentiments de pudeur que l'on retrouve dans les services hospitaliers, liés étroitement à la nudité, aux regards portés sur le corps. Les psychanalystes ont eu depuis Freud, tendance à identifier les situations honteuses chez l'adulte en rapport avec les imagos parentaux. Pour la psychanalyse, elle est d'abord éprouvée dans l'environnement familial et ensuite intériorisée par l'instance de l'Idéal du moi et du moi-idéal (instances idéalisées), a contrario de la culpabilité plus seconde qui relève des instances surmoïques. Elle est éprouvée dans le champ social par projections sur des personnes et/ou des institutions.[57] Il

---

« ... *Quand on a l'usufruit d'un héritage, on peut en jouir à condition de ne pas trop en user. C'est bien là qu'est l'essence du droit – répartir distribuer, rétribuer ce qu'il en est de la jouissance. Qu'est-ce que c'est la jouissance, c'est ce qui ne sert à rien... Le droit n'est pas le devoir. Rien ne force personne à jouir, sauf le surmoi. Le surmoi, c'est l'impératif de la jouissance – jouis !* ».

[57] Tisseron Serge : La honte ; psychanalyse d'un lien social ; Collection psychismes ; Éditions Dunod ; Paris 196 pages – 1992

s'agit donc d'une émotion, un éprouvé difficile à reconnaître qui peut être dissimulée derrière d'autres émotions comme la colère, l'ironie, le mépris et ne peut se soustraire à des sentiments de haine. Elle est une forme de désintégration narcissique et sociale qui entraine de la confusion et un impensé, contrairement à la culpabilité[58].

D'après Serge Tisseron, Freud l'a liée à l'action de forces refoulantes destinées à lutter contre le surgissement de pulsions orales, anales et sexuelles. Ce qui serait d'abord principe de plaisir deviendrait par la force du refoulé, objet de pudeur, de dégoût, de moralité. Le fait que la vue soit directement impliquée dans les premiers jeux avec les excréments et les premières découvertes sexuelles installe une relation directe entre la vue et le refoulement. Tout ce qui concernerait le corps devrait être protégé d'un regard intrusif des autres, comme il devrait être respecté chez autrui. Elle surgirait toutes les fois où quelque chose qui est perçu comme relevant de l'intimité est rendu public. La modestie et la pudeur, tiennent lieu de formation réactionnelle aux désirs exhibitionnistes et voyeuristes, au masochisme dans le retournement des pulsions voir-être vu. Si Freud a placé la honte sous le primat de la sexualité, Ferenczi l'a placée sous le primat du traumatisme et de mécanismes de défense de l'identification à l'adversaire, à l'agresseur. Pour

---

[58] René Kaës : Souffrance et psychopathologies des liens institutionnels ; Collection Inconscient et Culture ; Éditions Dunod ; Paris ; 218 pages – 1996 – p.15

... Le fantasme ne produit ses effets organisateurs qu'en raison des propriétés distributives, scéniques et permutantes qu'il tient de sa structure groupale, c'est-à-dire de son aptitude à mettre en scène des relations de désir entre un sujet et ses objets, d'y figurer des défenses contre leur réalisation. Dans le lien, pour faire lien, chaque sujet se précipite dans cette distribution ou bien il la refuse pour une autre, plus conforme à le représenter dans son fantasme personnel, au risque de ne pas trouver une place dans la scène fantasmatique partagée par les sujets du lien....

d'autres auteurs, ce sentiment serait lié à l'angoisse, se caractérisant par l'inhibition de l'action. L'anatomie n'est pas l'être, pas plus que l'image ne définit la personne dans sa globalité. La voix populaire, en a formulé les perceptions, comme *l'habit ne fait pas le moine* et *la beauté peut être intérieure*.

La problématique de la souffrance a longtemps été et se partage entre corps et esprit. Elle fait l'objet et l'apanage de la religion, de la médecine, de la culture, de la philosophie. En règles générales, la souffrance physique est réservée aux thérapeutes, celle des âmes, réservée aux prêtres et aussi aux professionnels du psychisme, aux poètes, le discours est aussi celui d'une culture.

Pour Christophe Dejours[59], la souffrance psychique au travail nait lorsque le rapport entre le désir et l'organisation du travail est disharmonieuse pour employer un terme entendu, la cause la plus fréquemment rencontrée étant le produit de la différence entre l'organisation prescrite par les protocoles et procédures et la réalité du vécu du travail sur le terrain. L'institution, devenue entreprise, ne joue plus vraiment son rôle d'instituer, c'est-à-dire d'inscrire les professionnels dans une culture et d'apaiser les angoisses primitives.

Nous sommes considérés comme des pions sur un échiquier disent les professionnels *les ressources humaines sont*

---

[59] Christophe Dejours : Psychiatre et Psychanalyste, Directeur et Professeur de la chair du CNAM (Conservatoire des arts et métiers), spécialiste en psychodynamique du travail et psychosomatique. Ses concepts les plus connus sont l'écart entre travail réel et travail prescrit qui peut engendrer de la souffrance au travail, les mécanismes de défense éthiques et le plaisir au travail qui peut se retourner en souffrances au travail sous l'injonction de paradoxes inclus dans la demande.

des variables d'ajustement répondent les gestionnaires, *nous ne sommes pas des objets* revendiquent les patients.

J'ai pu écouter récemment une émission très intéressante sur France Culture sur les vêtements professionnels. Je n'avais pas imaginé à quel point les vêtements professionnels pouvaient être importants pour recouvrir et envelopper la fierté d'exercer le métier de soignant. Être en blanc est différent d'être en bleu et les tenues du bloc *les pyjamas de bloc* sont différentes des tenues portées en gériatrie ou dans certaines consultations recevant des populations plus marginales. Se signifie ainsi, subrepticement la place de chacun dans l'histoire et dans l'imaginaire, mais la blouse des infirmières parfois fantasmée comme sexy, a été remplacée par des tenues tuniques-pantalons en polyester plus pratique, mais plus informes[60].

Récemment, là où je travaillais, la blanchisserie a fait l'objet d'une importante réorganisation. Pendant plus d'une année elle n'a pas pu assurer correctement l'apport des tenues professionnelles et des draps dans les établissements. Cela a fait l'objet de plusieurs points du CHSCT. Sur le moment je n'ai pas fait suffisamment attention aux revendications portées sur l'obligation de porter des tenues dégradées le week-end[61]. Il fallait cependant entendre que la contrainte du travail de week-end se renforçait du désagrément du port de ces tenues. Cela s'est reproduit au

---

[60] Jacques Lacan : Encore ; Opus cité ; p.13-14
... Je peux vous dire un petit conte, celui d'une perruche qui était amoureuse de Picasso. À quoi cela se voyait-il ? À la façon dont elle lui mordillait le col de sa chemise et les battants de sa veste. Cette perruche était en effet amoureuse de ce qui est essentiel à l'homme à savoir son accoutrement...Jouir d'un corps quand il n'y a plus d'habits laisse intacte la question de ce qui fait l'Un, c'est-à-dire celle de l'identification. La perruche s'identifiait à Picasso habillé....

[61] Pendant la crise de la Covid-19 les soignants ont été obligés de porter des tabliers fabriqués à partir des plastiques des sacs poubelles.

moment de la Covid, quand les professionnels se sont vus imposés des surblouses taillées dans des sacs poubelles. L'obligation de porter des surblouses taillées dans des sacs poubelles, pendant la crise de la Covid-19, a blessé profondément nombre de soignants, avec une tendance, pour certains à se représenter sur la scène comme déchets. À quelle autre profession, on imposerait de porter professionnellement des sacs poubelles comme protection ? Le symbolique ne fait-il donc plus sens pour personne ?

Les impasses de la culture – le maintien d'une position infantile

C'était une équipe chargée du traitement des déchets et de l'entretien des locaux.

La demande d'analyse s'est fondée sur les plaintes récurrentes des soignants et des visiteurs pour un ménage mal fait surtout dans les parties communes. C'était au tout début des années où il fut décidé de supprimer du personnel comme régulation des flux budgétaires dans la mesure où le coût du personnel constituait 70 % du budget global des établissements de soin. Les objectifs des mandataires étaient qu'une restructuration pouvait peut-être s'envisager pour cette équipe rebelle, avec un bénéfice probable d'une réduction et d'un meilleur coût-contrôle des agents et de la qualité. Une proposition d'intervention a été rédigée avec, comme à chaque fois, la notification de la méthode, du cadre éthique, du planning de chaque phase et des différentes restitutions. La méthode comportait des entretiens et des observations sur le terrain pour mieux en comprendre les enjeux.

Les entretiens réalisés avec les personnels se sont très bien déroulés et j'étais très agréablement surprise, contente du travail que nous faisions ensemble et surtout, de la justesse de leurs propos, alors qu'ils étaient plutôt identifiés comme difficiles et peu amènes à comprendre ce qui leur était demandé. Nous nous entendions bien, les mots et les choses circulaient bien entre nous. Après quelques semaines passées avec eux, j'ai décidé de proposer un projet reconsidérant leur positionnement et en les valorisant.

C'était une question d'hygiène, mais aussi une histoire à restaurer et à raconter au public. Cela semblait pouvoir construire un minimum partagé pouvant réunir direction et agents et travailler des pistes de solutions à la fois gratifiantes et opérationnelles.

Dans le rapport écrit, je tentais de démontrer la place essentielle de l'entretien-nettoyage dans la chaîne de soin et un regard porté sur les lieux mais ce rapport n'appelait pas à la suppression de personnels, mais à une réorganisation.

Un jour, je me fais appeler par un des mandataires de l'étude, qui jeune marié en secondes noces, tout juste revenu de son voyage nuptial, avait récemment embauché son beau-fils dans le service d'entretien-nettoyage, le même beau-fils lui ayant fait un rapport sur l'équipe, avec, pour le moins, un fort jugement de valeur dévalorisant des uns et des autres.

Toute ma synthèse, trop axée exclusivement sur le qualitatif, s'en trouvait remise en cause. Elle ne démontrait pas assez le nombre important des agents de l'équipe.

Je compris alors que le rapport du beau-fils aurait beaucoup plus d'influence que le mien et que le mandataire n'avait pas lu ce que j'avais écrit et à peine entendu mes arguments, encore moins les règles de neutralité et de confidentialité rédigés sur la proposition d'intervention. Il était directement passé aux conclusions et elles ne lui plaisaient pas. D'un seul trait, il a rayé toutes les règles du cadre méthodologique posé que j'avais bien définies et que je tentais de tenir coûte que coûte, mais qui, visiblement, n'allaient pas dans le sens de ses propres décisions, qu'il avait probablement déjà prises avant même de demander l'étude. J'appris dans cette réunion qu'il avait déjà pris la décision de déplacer d'autorité un des responsables de l'équipe. Il m'a demandé le silence sur cette décision et je n'ai pas obéi. Je n'ai rien promis et j'en ai parlé avec le responsable pour tenter d'amortir le choc en l'avertissant, ce qui en soi était d'ailleurs discutable, j'aurais du raison garder, mais j'étais un peu hors de moi.

Le directeur m'a rappelée pour me reprocher ma déloyauté, mais je n'ai pas cédé. Je lui ai dit que je savais que je transgressais les règles d'obéissance et de silence, il aurait l'occasion éventuellement d'exercer une sanction contre moi, cependant, je n'avais rien à lui opposer, hormis une petite révolte, à se servir du prétexte d'une étude, dont visiblement il ne tenait aucun compte pour exercer une violence envers le responsable d'équipe et envers les agents. Un responsable qui, de plus, avait déjà été maltraité et n'avait vraiment pas besoin d'humiliations supplémentaires à celles qu'il avait déjà subies. Je ne sais pas si j'ai eu raison, le responsable ne m'a pas forcément remerciée, au contraire, il avait l'habitude d'être malmené et avait du mal à se passer des regards du mandataire, qu'ils soient bienveillants ou maltraitants.

J'ai quitté une position de neutralité nécessaire à une position d'intervenant à la fois pour des raisons intimes et idéologiques. Parce que le procédé tuait paradoxalement la confiance dans l'équipe de direction, dans l'autorité dont nous avions tous besoin pour continuer à travailler et tuait la confiance que l'on peut avoir dans ceux qui l'incarnent. Cela nous faisait revivre les contraintes ou fantasmes d'un père tout-puissant persécuteur[62]. De plus, la situation renforçait un sentiment d'indignité pour ceux qui l'incarnait

---

[62] Françoise Dolto : Solitude ; collection Vertiges du Nord ; éditions Carrère ; Paris ; 1982 – p.153-154

... *Les enfants devraient être enseignés à ne pas confondre un lien d'amour avec un lien de dépendance... retirez chez l'être humain très jeune, toute valeur à l'imitation et à la dépendance passive, « fût-il »*

déjà beaucoup. Si l'autorité construit de la violence symbolique, reste essentielle et peut être structurante, l'humiliation ne construit rien et crée des rancunes. La fin de la vie professionnelle du contremaitre fut difficile et il partit quelques années plus tard, silencieusement avec un cancer du pancréas en ayant pris une place de plus en plus petite, dans des locaux de plus en plus exigus.

Toujours dans le même établissement, à mes débuts, il y avait un certain nombre de gardes, aujourd'hui renommés, agents de sécurité. C'était, dans les années 1990, des hommes dont le rôle était de renseigner, de guider, d'être présent dans les couloirs et galeries. Ils étaient parfois nombreux, semblaient ne rien faire, sifflaient des filles qui, en retour, ne se sentaient pas forcément insultées. Ils rendaient, à quelques exceptions près, vivants et drôles les couloirs du quotidien. Les agents de sécurité se rapprochent maintenant plus d'une police interne.

J'ai réalisé une étude sur leurs conditions de travail. Pour l'anecdote, il leur était dit qu'ils ne respectaient aucun règlement dans la gestion des parkings où des véhicules de plus en plus nombreux rendaient le stationnement impossible. Lorsque je les ai interrogés, il n'y avait aucun règlement, celui-ci était fictif. Il leur était donc dit qu'ils ne respectaient pas un document qui n'existait pas. J'ai contribué à leur revalorisation et reprofessionnalisation, elles étaient nécessaires, mais les couloirs ont perdu en qualité de vie et de bruissements. Lorsque l'établissement a fermé, il a été rénové, blanchi, transformé en boutiques de luxe et tous les anciens fantômes se sont envolés, sans eux, les murs ne disaient plus rien des souffrances et des drôleries

---

père, mère ou maître, sans garder son quant à soi. La raison du plus fort n'a, comme le dit La Fontaine ; sens sur le physique, jamais sur le moral….

d'un autre temps. Le contremaître, qui avait une autre culture, différente, les avait sentis et parfois vus partir.

La politique de suppression des emplois, à partir de là, fut très active et les procédures mises en œuvre avec, comme il a déjà été dit, des entretiens individuels, des choix de postes, un contrôle et une régulation par les services administratifs.

Dans les procédures d'accompagnement social, la règle était que chaque personne faisant partie de restructurations avait sa chance et pouvait choisir un poste parmi ceux qui étaient proposés. En arrière-plan, le téléphone fonctionnait entre directeurs de soins, cadres supérieurs et cadres de proximité, incluant ou excluant une personne, parfois pour des raisons qui pouvaient s'entendre, comme l'absentéisme ou un mauvais état de service mais rien n'était dit, signifié et cela pouvait créer beaucoup de malentendus et de difficultés pour nous. Le soignant, en entretien, ne comprenait pas ou ne voulait pas comprendre pourquoi nos démarches ne se finalisaient pas. Les cadres ironisaient et nous tentions vaillamment de trouver un accord possible qui allait de la séduction à l'imposition par un encadrement bien au courant des différents enjeux des protagonistes, ceci parce que personne n'avait dit ou écrit sur un dossier qu'il y avait quelque chose qui n'allait pas.

L'exclusion définitive chez les fonctionnaires n'est pas possible, ce qui est à la fois un bien, car bien des personnels seraient inemployables ailleurs et un défaut car cela se finissait toujours par un arrêt maladie, des congés de longue durée, une retraite pour invalidité, une boucle qui ne voulant pas reconnaître la réalité, se refermait sur un non-dit.

Un représentant du personnel m'a dit, un jour qu'il ne posait que des questions où il avait déjà les réponses et un directeur m'a mise en garde sur le côté mise en scène des CHSCT où il s'agirait de tenir une position lisible et non.

Comme au théâtre, la représentation se devait de contenir coûte que coûte, sans jamais activer une catharsis sous-jacente toujours possible. Parfois, on assistait à des provocations, qui n'étaient justement que des provocations ne cherchant pas à résoudre les problèmes mais à mettre en scène une posture.

À l'avenir, il deviendra évident que les vraies décisions se prennent en huis clos avec ceux dont il est quasiment assuré qu'ils seront en accord, au moins dans l'expression, avec l'application des décisions prises. Cependant, un discours qui perd de son sens profond, son imaginaire et ses voilements est un signal important de dégradation d'un système et cela va bien au-delà des mensonges et des faux-semblants[63].

Sur la perte de sens au travers des discours et de l'organisation d'une société, l'excellent film de Patrice Leconte, « *Ridicule* », témoigne à quoi expose une causerie qui se viderait de son sens. Le film parle de cette société d'avant la Révolution, vouée à disparaître et qui déjà meurt dans la fatuité de sa parole, jeux de mots vides, cyniques, dont la forme excentrique ne dit plus rien du fond. Paroles qui tuent sans remord, ni même réflexion. À l'aube de la Révolution et de la montée en puissance d'inventions nouvelles, dans une France où les paysans succombent de conditions d'hygiène déplorables, un jeune noble désargenté cherche à voir le roi pour lui exposer la situation de sa province. Il arrive à la cour et doit en apprendre les usages, entre autres, dans une société aristocratique qui s'ennuie, les codes dévitalisés

---

[63] Jacques Lacan : Encore ; opus cité p.70 - 71
... En fin de compte, il n'y a que ça, le lien social. Je le désigne du terme discours parce qu'il n'y a pas d'autre moyen de le désigner dès qu'on s'est aperçu que le lien social ne s'instaure que de s'ancrer dans la façon dont le langage se situe et s'imprime, se situe sur ce qui grouille, à savoir l'être parlant... Le langage, c'est comme ça que chez l'être parlant, la jouissance est appareillée....

de la parole et des discours de la vacuité et du paraître. Le film montre le fossé, la ligne de clivage qui existait entre deux mondes. Le peuple travaillait dans la boue et la noblesse aliénée à l'image, insensible, jouissait, pouvait tuer d'un mot ou d'un regard, dans un vide et ennui tragiques. Les deux se mourraient, l'un d'entre eux va se révolter pour survivre.

J'avais remarqué à un moment que nos administrateurs, en pleine montée des accompagnements sociaux, des réductions d'effectifs, ne souhaitaient pas modifier leurs conditions de vie, alors que tout bougeait autour d'eux, duel constant entre ceux qui ont et qui veulent protéger leurs privilèges et ceux qui manquent, dont les tickets gagnants échappent et qui ne maitrisent pas les règles du jeu. Au risque du ressentiment et des désirs de vengeance.

Dans un stage que j'ai fait dans un service qui soignait les dépendances, un matin, j'ai fait la rencontre d'un jeune homme désespéré dépendant à la drogue qui nous dit : *Je n'ai pas de parole, je n'ai pas de visage.* Il avait compris, lui ce que parler veut dire.

Aujourd'hui, il est moins sûr que les jeunes en recherche d'emploi soient attirés par ces professions de service à la personne. Ces métiers servent plutôt de tremplin social à de nouveaux arrivants, souvent étrangers qui trouvent là une intégration reconnue, mais c'est comme s'il fallait payer le prix d'une dette jamais complètement acquittée, comme si l'hôpital continuait à être un sas pour trouver une place dans le monde, place sociale pour les professionnels, zone de repos et de récupération pour les patients avec, comme il fut dit plus haut, une dette symbolique à payer et un reste, comme un résidu de maltraitance dans ces lieux.

L'hôpital a été, depuis longtemps, un réceptacle des souffrances et affects que le conformisme mettait à l'index :

fils déclassés, oisifs, désinscrits d'un ordre patriarcal, nouveau-nés abandonnés, filles perdues réinsérées socialement. Les premiers professionnels étaient des religieux, dont les idéaux et les souffrances s'orientaient vers l'au-delà. Les soignants actuels, même s'ils sont laïques et non croyants, sont parfois reconnus comme fonctionnaires, c'est-à-dire des bureaucrates et parfois, en temps de crise, comme héros pouvant sacrifier leur vie au nom de leurs idéaux et de la sécurité de l'État.

On idéalise les professionnels du soin dans leurs blouses blanches, mais dans la réalité, comment les entend-on vraiment, comment les respecte-t-on réellement ? De quels semblants seraient lisibles leurs blouses ? De quelle mémoire ancestrale seraient-ils porteurs socialement et culturellement ?

Un travail d'historisation

Nous pouvons donc mieux argumenter ce que nous avons appelé crypte. L'idée que dans le lieu même de l'hôpital, il y a mise en dépôt de pulsions archaïques à la fois individuelles et collectives auxquelles soignants comme soignés auraient à se confronter. Dans cette hypothèse, l'hôpital serait le lieu privilégié où se déploieraient l'inanimé pour protéger la vie et la norme pour tolérer la différence. La récente crise de la Covid-19 a éclairé cet endroit particulier où l'on redécouvre de manière plus spécifique que pour sauvegarder l'existence, le malade est parfois placé en état de mort apparente, en coma prolongé, avec une respiration devenue alors dépendante, reliée à un respirateur. Pour ce faire, on utilise un puissant analgésique qui d'ailleurs a failli manquer lors de l'épidémie de la Covid. Sans aller aussi loin dans les représentations que les techniques de réanimation, c'est tous les jours qu'un consultant hospitalisé échange ses vêtements de ville contre un pyjama d'hôpital, passant d'une posture verticale à une posture horizontale, laissant tomber par là même quelque chose.

L'énigme de la pulsion de mort à l'œuvre dans les institutions nécessite une grande prudence dans l'interprétation et se réfère à l'incessant travail de sa canalisation au cœur même du travail de la culture, terme à différencier de celui d'idéologie. L'analyse du travail à l'hôpital, ne pourra donc se suffire d'une analyse uniquement ergonomique, géopolitique, historique, économique, psycho-sociale, voire psychanalytique. Elle doit pouvoir articuler les différentes strates de la prise en compte d'un collectif tricoté d'une pensée intime, singulière avec du lien social autour de la subversion du sujet et des contradictions du vivant. Si le service à la personne à l'hôpital public définit socialement l'idéologie du soin et la position du fonctionnaire hospitalier, on est en droit de se demander ce qui fait le substrat de l'engagement entre deux personnes et qui rencontre qui ?

Cela ne peut se satisfaire d'un hasard autour d'un corps biologique. Il y a certainement une autre évidence, celle d'interactions entre deux personnes. Le récit prend alors une autre dimension plus subjective et fortuite, mais parfois déterminante. La métaphore vient alors introduite le passage, la pensée et l'imaginaire viennent tisser la dentelle de ce qui se met à jour subtilement.

Eugène Delacroix a fait de la lutte avec l'ange, son œuvre picturale testamentaire.[64]

Jacob pense que son frère, son rival de toujours, Esaü viendra sans tarder le combattre pour lui saisir ses biens. Il se met à prier et prend la fuite avec ses deux femmes, ses deux servantes et ses onze enfants. Il veut traverser le gué de la rivière Yabboq avec tout ce qu'il possède, mais il est trop tard. Dans la nuit, Jacob se met à part pour réfléchir à sa situation lorsque quelqu'un vient et veut le combattre. La lutte durera jusqu'au lever du jour. L'adversaire de Jacob voit qu'il n'arrive pas à être le plus fort, alors, une dernière fois, il le frappe à la hanche et le marque dans sa chair, identifiant par ce signe sur le corps, la trace mémorable de la rencontre. Le jour se levant, le combat cesse à l'avantage de Jacob. Le nom et l'identité de l'adversaire resteront une

[64] Genèse : Jacob – la lutte avec Dieu ou la lutte avec l'ange – Ancien Testament

énigme, Dieu ou ange déchu, selon les diverses interprétations mais suffisamment puissant, il lui dit qu'il ne se nommera plus Jacob mais Israël.

Au matin, Jacob/Israël peut repartir, avec sa famille, marqué dans sa chair, plus fort de sa lutte avec l'ange et de sa réussite à l'épreuve. De cette histoire énigmatique, qui peut faire l'objet de multiples interprétations, on peut relever le passage d'un fleuve dont le nom, Yabboq, miroir du prénom de Jacob laisse à penser la rivalité et la traversée d'un fantasme, de l'imaginaire. C'est ce qui, chose singulière, ne peut être suggéré que par des aperçus très étranges. Étrange est un mot qui peut se décomposer – l'être-ange dit Jacques Lacan[65]. Le mythe dit parfois un tout autre récit, une énigme, un voile entraperçu du réel.

Les crises individuelles et sociales amèneraient-elles à la conscience des réponses oubliées, qui furent impossibles à éclaircir[66] ?

Selon Eugène Enriquez, l'institution constitue une forme et une organisation sociale politique et psychique puisqu'elle consigne le projet politique au cœur même de l'inconscient des sujets.[67] Georges Gaillard, dans sa thèse,

---

[65] Jacques Lacan : Encore ; Opus cité - p. 16.

[66] Sami-Ali : Penser le somatique – Imaginaire et pathologie ; collection psychismes ; Éditions Dunod ; Paris 1987 ; p.133

… *Comprendre la somatisation exige que soit simultanément tenu compte, d'une part, de la relation positive ou négative à l'imaginaire et d'autre part, de la structure logique du conflit impliquant la contradiction ou ne l'impliquant pas…Si la relation à l'imaginaire (*pris ici dans le sens de l'imaginaire dans la relation*) se maintient à la faveur de l'échec du refoulement, la somatisation dans ce cas ne saurait être celle du corps imaginaire et elle se manifeste sous des aspects essentiels selon que le conflit inclut ou exclut la contradiction….*

[67] Eugène Enriquez : le travail de mort dans les institutions ; Opus cité ; p.85

analyse l'attaque de pensée dans les établissements de soins. Il tente d'interpréter les origines des institutions, leurs fondations et la coexistence avec les pulsions dans le devenir de ces institutions. Selon lui, dans la compulsion de répétition, il s'agit non pas des sujets eux-mêmes, mais de leurs malaises qui reviennent à l'identique à chaque fois pour ne pas éprouver la conflictualité dans un compromis entre mise en tension et volonté d'apaisement.[68]

La crise de la Covid-19 a remis en discussion les logiques politiques et scientifiques, ce virus pourrait bien nous rendre fous. La psychosomatique, la dégénérescence d'un organe n'ont jamais été identifiés clairement et à ma connaissance comme un conflit psychique dans le sens où l'entend la psychanalyse. Le diagnostic pencherait plutôt du côté d'un état des lieux objectif validé à l'aide d'examens d'imagerie, biologiques et/ou génétiques. Lorsque la maladie n'est pas démontrée par les examens cliniques, l'état du patient est dit « *psychosomatique* » sans bien savoir ce qu'il en est, ce que ce terme recouvre, ce que représente objectivement le mot psychosomatique. Les neurosciences tentent

« ... L'institution, de plus, en tant que structure close, secrète tous les éléments inhérents aux systèmes fermés : la répétition des conduites, la montée de la bureaucratie... et en fin de compte, la tendance radicale à l'augmentation de l'entropie, donc à la désorganisation et à la mort ».

68 Georges Gaillard : Entre paralysie de la pensée et travail de symbolisation : les identifications professionnelles dans le soin et le travail social in Pensée et généalogie dans les institutions – Entre refus et consentement ; Thèse, Lyon – 13 décembre 2002 – pages 31-85.

... Le sujet, pourtant continue à habiter le lieu, jouant une problématique œdipienne dans laquelle peut se justifier qu'il y en est toujours un d'exclu. Des pans entiers de la pensée et de la subjectivation vont être sacrifiés au processus d'affiliation, à la construction des identifications professionnelles sur le versant obscur des pactes dénégatifs ou du travail du négatif... Dans un jeu où jouissance narcissique et jouissance légitime se disputent, personnels dans leur ensemble et patients se retrouvent aux prises avec l'archaïque, avec la scène du fantasme et les agirs de la pulsion de mort....

de faire des liens entre psychisme et biologie, mais dans un discours du côté de l'anatomie. Une ligne de clivage se dessine entre ceux qui « *y croient* » et « *ceux qui n'y croient pas* », au risque que la subjectivité du sujet soit balayée d'un revers de main.

Lorsque je travaillais en radiothérapie, j'avais cependant constaté que souvent, pas toujours, mais souvent, les cancers du sein chez la femme se déclaraient à la suite d'un deuil, une dépression, un choc ou un traumatisme. Nous croyons savoir, par ailleurs, que beaucoup de prisonniers rentrés des camps de concentration ont développé dans un second temps des cancers. Du coup, au risque de la discussion et de la contradiction, je ne chercherai pas trop, ici, à différencier symptômes psychiques et somatiques, en admettant que les deux types d'expressions corporelles et subjectives prendraient appui sur autre chose. Il faut se rappeler qu'en théorie, ce qui est nommé « stress dépassé » survient lorsque les mécanismes physiologiques de remise à zéro du système immunitaire ne peuvent plus assurer leur fonction de régulation.

Depuis les années 1980 – 1990, les burn-out ou les décompensations psychiques mentales ont augmenté chez les professionnels, dans une proportion de 7 à 10 %, en parallèle des lombalgies et des risques non négligeables des chutes, les deux premières causes d'arrêt de travail à l'hôpital. Dans leur demande de reconnaissance, de ce que l'on vient de voir d'un travail difficile, « tomber malade » serait-il alors, une tentative d'appel à l'Autre. Dans l'analyse des accidents du travail, les glissements et les chutes étaient probablement les accidents les plus durs à analyser. Les agents disaient qu'ils étaient surpris, souvent ils ne se rappelaient plus le moment, la cause qui les avaient fait tomber. Souvent ils évoquaient un moment d'inattention, un moment d'absence.

Tout au long des chapitres précédents, nous avons pu mettre en évidence que le travail hospitalier est à la fois toujours le même et en évolution constante. Nous avons pu démontrer, que l'hôpital est un lieu d'écoute d'appels inaudibles et souvent indicibles d'expressions multiples des corps et de ses traumatismes, douleurs de l'expression d'un organisme et d'une personne, empreintes ressenties comme douloureuses ou intenables, pouvant remettre en jeu les questions vitales. Nous avons également vu, que la pulsion de mort vient mordre la pulsion de vie dans des périodes de crise et que la pulsion de vie se manifeste aussi dans la crise et le conflit. Nous avons vu pareillement, que l'État est à la tête de l'hôpital et organise le lien de subordination d'un travail salarié contrairement aux religieuses et religieux qui étaient payés de l'espoir d'une vie meilleure dans l'au-delà avec parfois un très maigre traitement. Nous avons également pu décrire, que l'hôpital s'il n'est pas une entreprise au sens commun, mais une institution, obéira dorénavant aux règles du marché : efficience, procédures de qualité, évaluation des soins, recherche de nouveaux marchés, robotisation, constants changements…. Il est apparu que s'il participe des règles de la démocratie, les règles intérieures l'en éloignent dans le lien de stricte subordination à une ligne hiérarchique et un abandon de la pensée au profit de l'action et d'une soumission obligatoire à une ligne politique structurelle. Pas si éloigné de la conception d'un salaire autre que financier, le traitement est le reste, le résidu d'une conception de l'esclavagisme romain d'État (servi publici). Le terme traitement se réfère à la notion de bien traiter. Il y a plusieurs sortes de rétributions : salaires, traitement, honoraires, paiements… Si les honoraires « honorent » le praticien, homme de l'art, à qui on doit tellement que le prix à payer sera toujours en deçà de la prestation, le traitement du fonctionnaire intègre, en échange d'un lien de subordination, une rétribution de la sécurité d'emploi et du service rendu avec la rémunération de la sécurité contre celle de la liberté et de la prise de risque. Le traitement n'est donc pas seulement l'analogie d'un salaire dans un système économique, mais relève en conséquence d'une demande sous-jacente, d'une sollicitation au-delà ou en-deçà d'une rétribution avec le droit d'être traités à la mesure du sacrifice. C'est ce qui peut s'entendre dans toutes les manifestations des soignants des dernières années. Cette demande ne pourra probablement jamais être satisfaite.

Au vu de tout ce que l'on a déjà dit, l'hôpital ne serait-il finalement qu'un lieu de réparations, une tentative d'éradication d'objets lésés par la chirurgie, les vaccins et les médications chimiques, la morale ? – Il semble que l'argumentation en dise un peu plus.

Ce lieu semble être depuis le début le lieu d'une crypte où pourraient s'inscrire les désordres culturels comme des marques identificatoires. Si le désir est ce qui rend vivant, il n'en demeure pas moins qu'il reste une énigme pour les êtres vivants que nous sommes. Il est à l'origine de toute vie, mais ce n'est pas son objet, c'est son manque, paradoxalement, qui conduit à l'entretenir vivant. Entre paralysie de la pensée et travail de symbolisation, l'organisation du travail est donc complexe et forcément souvent répétitive, prise dans le clivage de ce qui ne peut pas se penser et encore moins se dire et probablement doit rester de l'impensé pour pouvoir être opérationnel dans le contexte et la somme de connaissances de l'époque.

Je ne souhaite pas ici, terminer le propos par un livre de recette ou un happy-end de ce qui serait le trajet pour arriver au bonheur, n'en sachant rien moi-même. Je ne souhaite pas dire ce qui pourrait être le mieux, la meilleure manière d'être à l'hôpital parce que je n'en sais rien non plus. Mais il semble que le chemin doit se situer entre les différentes idéologies, institutionnalisation et responsabilité de chacun, professionnels et patients, pour un contexte social qui inscrirait la personne dans ce milieu, en lui redonnant la conscience et la responsabilité de son propre destin. Nous n'en sommes pas là et peut-être est-ce là encore un idéal.

Cependant pour pouvoir rester vivant, il faut peut-être pouvoir sortir et quitter ce lieu historique car il ne peut être qu'une aire de repos, voie de garage pour se restaurer, non pas grâce aux restaurants d'entreprise dans lesquels on mange mal, mais grâce à la reprise en main d'une subjectivité singulière et de cette étrange mécanique qu'est le corps. Quittons-le, momentanément, il sera toujours temps d'y retourner, en espérant que l'hiver de la civilisation n'aura pas tout recouvert et gelé. Je me rappelle cet accompagnement social d'un établissement pédiatrique et des entretiens de nuit de personnels qui demandaient à intégrer des services de réanimation ou de soins intensifs pédiatriques pour avoir à soigner des *enfants qui ne bougeraient pas trop*, le désir de vie de ces enfants débordant l'épuisement des soignants.

Une nuit, dans un entretien, pour la fermeture d'un établissement pédiatrique, j'ai rencontré une soignante ironique qui m'a saluée d'un *Aujourd'hui c'est l'anniversaire !* Alors que je m'apprêtais à demander de quel anniversaire il s'agissait, elle me dit : *Aujourd'hui cela fait juste 3 ans que mon petit garçon est mort...*

Que dire après cela ?

Silence hôpital : l'hôpital traite l'indicible et l'impensable

Il nous faut saluer le courage des personnels, tous métiers confondus, qui, chaque jour traitent les situations les plus complexes, les demandes les plus impératives, les plus émouvantes, alors qu'eux-mêmes peuvent être pris dans des tempêtes ou des deuils impossibles. Il faut saluer leur ténacité à entendre les situations les plus alambiquées, à chercher à les comprendre, à faire chaque jour le petit geste qui réhumanisera quelque peu la situation. Il s'agit là d'un équilibre instable journalier et d'une ténacité de tous les jours, où la conjonction avec l'indicible peut se produire à chaque instant.

Il y a quelques années, nous eûmes à réaliser en binôme, une ergonome et moi, une étude sur les conditions de travail d'un groupe de diététiciennes en pédiatrie. L'équipe était en conflit interne et la cadre avait du mal à faire appliquer les règles de fonctionnement auprès d'une ou deux de ses collègues. Les diététiciennes avaient toutes leur propre style et leur propre approche du nourrissage. Leurs pratiques touchaient parfois des fonds impensables. Cela faisait l'objet de différends qui ne pouvaient se dire ouvertement. Quelques-unes souhaitaient des protocoles stricts qui les rassureraient et d'autres, plus d'ouvertures et de laisser-faire pour composer avec l'inévitable.

La problématique centrale contenue dans la demande est apparue en fin d'analyse avec une question qui pouvait s'entendre comme *Comment bien nourrir des enfants dont on sait que le pronostic de vie est en jeu ?*

Fallait-il leur donner ce dont ils avaient envie ou devait-on les frustrer, respecter des règles diététiques plus strictes ? Devait-on leur supprimer leurs petits plaisirs ou devait-on prendre en compte ce principe de plaisir en leur donnant du sucré, mais en augmentant les doses d'insuline pour des enfants hospitalisés en endocrinologie ?

J'ai réalisé cette étude en collaboration avec une collègue qui appliquait des méthodes rigoureuses d'observation, entretiens et analyse dans l'écart entre travail prescrit et travail réel. Nous avons restitué des résultats sur l'organisation du travail, les relations d'équipes. Nous avons abordé en fin de restitution la problématique centrale, celle qui était apparue finalement, celle qui faisait violence. Nous avons fait attention aux mots employés, comme toujours quand les conditions de travail parlent également de l'approche de la mort.

Ma première étude, bien des années auparavant, a été de ce point de vue-là, un vrai bizutage, premier nouage avec l'impensable. Dans un service de gynécologie-obstétrique, une infirmière, syndiquée et revendicatrice avait demandé en CHSCT une étude sur la charge de travail, la réduction du personnel et le management dans une consultation de gynécologie. Ce service avait un passé particulier dans la mesure où il y avait eu quelques années auparavant une erreur qui avait fait confondre deux patientes étrangères, maitrisant mal le français et ayant le même patronyme.

Une interruption volontaire de grossesse (IVG) avait été pratiquée pour une patiente enceinte, venue pour une simple consultation et la consultation avait eu lieu pour la femme qui souhaitait l'IVG. Le praticien avait été mis en examen, jugé, avait fait l'objet d'un temps d'exclusion et était revenu quelques années plus tard. Le secret plus ou moins bien gardé circulait sous couvert dans les galeries de l'établissement.

L'analyse de la demande est restée quelque peu confuse et les problématiques sous-jacentes n'ont jamais bien pu être mises en évidence. Les défenses médicales et de l'encadrement étaient très présentes, formaient un barrage résistant qui empêchait la compréhension des éléments constitutifs du fond de la demande de l'infirmière. Le responsable médical avait une attitude très particulière, apparaissant et disparaissant, sans jamais en dire un mot.

Le moment de la restitution a eu lieu, en l'absence des responsables médicaux, moment où l'infirmière a été virulente, attaquant frontalement les cadres de proximité et supérieurs qui sont restés impassibles, raides et silencieux, *droits dans leurs bottes*.

J'ai contenu le mieux possible la réunion, reformulant les propos de l'infirmière, tentant la médiation, mais à la sortie, je me suis demandé ce qu'avait bien pu éprouver l'encadrement impliqué dans cette violence verbale. Je restais inquiète. La direction administrative et soignante, les médecins, étaient absents de cette réunion confrontant sages-femmes et l'infirmière. Le lendemain, dans la nuit, la soignante rebelle faisait un infarctus du myocarde, avec une démonstration de sa souffrance qui a laissé complètement impassibles, peut-être sidérés, les directions, l'encadrement et les médecins. Ils ont même mis en doute la réalité de cette souffrance et de l'infarctus. Je n'ai nullement été inquiétée sur la méthode, même si celle-ci m'a interrogée, comme si l'expérience me faisait entrer implicitement dans un champ où il ne fallait pas être, celui où le mot peut tuer. Rien n'a été dit, ni dans un sens, ni dans l'autre. Le sacrifice avait eu lieu, on pouvait passer à autre chose. Je me demandais où avait bien pu avoir eu lieu l'erreur. Cette première expérience m'a bien entendu, culpabilisée sur la méthode, mais a été une interrogation au long cours sur la sidération provoquée par cette restitution. L'infirmière est décédée quelques années après d'un cancer.

Cela étant, j'ai fait très attention à ces restitutions, mais la violence, au moment où se dévoile un fond de vérité, m'a toujours impressionnée et rendue très prudente car, présente, elle était, parfois, de l'ordre de l'extrême. Cela pouvait faire catharsis. La parole se doit d'être prudente car parler, dévoiler ce qu'on a compris est à manier avec moult précautions. Ce fut une première leçon d'importance. Il vaut mieux faire semblant parfois de n'avoir rien compris, trouver de mauvais compromis plus que dévoiler la vérité. Le mythe d'Icare parle de cela, de l'approche de trop près de la vérité et de se brûler les ailes. Le groupe de travail fonctionne sur un contrat narcissique qui est l'objet idéalisé, parfois *fécalisé* du fonctionnement d'un groupe, c'est ce qui représente une équipe comme un *nous* pouvant être exposé et parlé sur la scène publique. A contrario le pacte dénégatif relie bien plus profondément le groupe, il se construit à partir des secrets, souvent objets de honte et de culpabilité. Il est bien plus solide que le contrat narcissique. Les deux traitent les restes, les déchets formulés mais peuvent laisser échapper des erreurs, des malentendus et des luttes qui tentent d'en dire quelque chose. Lorsque reviennent à la surface des éléments refoulés, c'est le moment où tentent de se formuler des éléments importants à entendre. Ils peuvent revenir sous forme de délire. L'intervenant doit en tenir compte absolument et être plus que prudent. La pratique reste difficile.

La méthodologie en ergonomie préconise de restituer les résultats de l'enquête en première intention aux personnels pour leur faire valider leurs dires, ceci, avant de présenter les résultats aux directions. L'objectif est d'engendrer un rapport de confiance. Cela crée parfois aussi, de mon point de vue, l'illusion d'être entendu sans contradictions.

Pour ma part, les dernières années, je restituais en premier aux directions. Ils ne pouvaient pas tout découvrir en réunion collective. Je tentais de leur faire confiance sur leur éthique, partant du principe qu'ils en savaient souvent beaucoup plus que moi, ils pouvaient donc faire la part des choses et bien souvent, ils ne m'ont pas déçue. Cependant, en fin d'entretien avec l'agent, je lui relisais mes notes à haute voix pour les faire valider et je n'en changeais plus un mot. Les propos des agents n'étaient, par ailleurs, jamais restitués comme tels, mais toujours par thématique. Enfin, il n'y a pas de bonne manière de restituer. Néanmoins, les éléments les plus défavorables peuvent se trouver banalisés ou étouffés, non traités, présentés en chiffres et pourcentages faussement scientifiques. C'est parfois utile, la transparence n'est pas toujours la bienvenue, mais la nomination d'un bouc émissaire peut venir remplacer les flous. Il peut toujours y avoir une retombée de violence dans l'énonciation. Elle peut se focaliser sur la nomination d'une personne, se retourner sur un des protagonistes, y compris l'intervenant. C'est bien souvent une histoire sans fin de ressentiments. Quelques années plus tard, j'ai fait une formation pour améliorer mes entretiens et une écoute plus fine des enjeux psycho-pathologiques.

Dans un des accompagnements sociaux que j'ai réalisés, un agent ne correspondait plus aux attendus. L'annonce de la réorganisation l'a stressé, angoissé, bousculé et il a, à un moment, manifesté le besoin de bouger, agir, ne pas attendre sans rien faire. L'angoisse était trop forte et pouvait le déborder. Il est allé chercher, de lui-même des possibilités de postes auprès de plusieurs directeurs un peu étonnés par ce comportement hors habitudes. L'usage voulait en effet, que les personnels attendent après avoir exprimé leurs choix, la signification de leur affectation, sachant que, lui, personne ne souhaitait l'avoir dans son équipe.

Je l'ai laissé faire à la condition qu'après chaque rendez-vous, il vienne me dire ce qu'il avait entendu et comment l'entretien s'était déroulé. Il n'a manqué aucun de nos rendez-vous et il me tenait au courant de ses recherches et de ses rencontres. Je n'ai pris aucun contact avec les directions, les laissant s'arranger de la situation. Elles avaient par ailleurs loisir de me contacter. Rien n'interdisait formellement qu'il prenne contact avec des directeurs. J'en ai parlé lors de régulations de régulation. Nous devions proposer des postes aux agents et ils ne devaient pas se déplacer, là était la méthode. Il a cependant trouvé un poste, avec l'aide des différents intervenants, il n'a rien fait de mal. Je l'ai trouvé un peu moins confus. Juste, il témoignait d'une vitalité un peu remuante qui réveillait les conformismes. Cela ne pouvait, certes, pas se passer avec tout le monde, mais cela pouvait faire exception. Dans cet accompagnement, j'étais en lien constant avec la psychologue. Il y avait des psychologues cliniciennes dans notre groupe et chaque fois que cela était possible, je leur en parlais le plus vite possible. J'avais bien trop peur d'un passage à l'acte suicidaire, acte que je n'aurais pas vu venir, mais quelquefois elles n'étaient pas disponibles. J'étais heureusement suffisamment formée pour être dans une écoute attentive des différents discours, mais parfois cela peut ne pas suffire.

Ces exemples, pour dire que les plans sociaux, les interventions dans les équipes, ne seront jamais anodins. Les accompagnants sont parfois de parfaits équilibristes tentant de contenir à la fois des situations complexes et de répondre aux règles de la morale et de l'institution. Le pragmatisme efface les limites. La morale n'est plus à la mode, le terme éthique a pris la place, mais reste à définir dans un contexte contraint. Les personnels sont devenus des variables d'ajustement aux difficultés budgétaires, restent les histoires à raconter après-coup, heureusement, elles ne se terminent pas trop mal, en général.

Un changement de paradigme

Nos représentations sociales admettent volontiers de nouvelles donnes, l'hôpital que j'ai volontiers décrit tout le long comme lieu réceptacle de multiples contradictions, prendrait soin à l'avenir, d'une toute autre manière, raisonnée et financée plus lisiblement. Il a besoin d'entreprendre. Les recherches, surtout, biologiques, génétiques, déplacent les représentations et débrident l'imagination. Néanmoins, si les limites du début et de la fin se déplacent sur un curseur imaginaire, elles restent les repères significatifs d'une vie. C'est ce que dit d'ailleurs un médecin en conclusion d'un reportage[69] de Fr5 sur les greffes d'utérus et les recherches biogénétiques. Il dit vouloir maitriser la vie et non se contenter d'améliorer la condition humaine. L'ensemble du documentaire interroge les représentations modernes et sociales à plusieurs titres, la tradition avec ses interdits et ses injonctions, la différence des sexes, des générations, le réel et le symbolique, une demande illimitée de réparation. Le reportage interroge aussi les réponses données par les institutions avec des impossibilités parfois à rendre compte.

Une première greffe d'utérus a eu lieu en Suède en 2012. Un petit garçon est né en 2014 de la greffe totale d'un organe complet, utérus et ovaires. La donneuse était la belle-mère de la mère de l'enfant, c'est-à-dire la mère du père. Au moment du reportage, onze organes complets étaient greffés et trois bébés étaient nés, un quatrième en gestation,

---

[69] Véronique Préault : Tous enceintes ; France 5 - Sciences et Santé ; 22/08/2019

une grossesse à venir. Deux fausses couches et un rejet avaient eu lieu. D'autres femmes étaient en attente. Le reportage disait l'espoir que les femmes, les couples mettent dans ces évolutions médicales, dans la réparation de ce qui peut manquer. Il n'y était pas question de morale mais de faire la part des choses entre demandes, appels et réponses.

D'un côté, la loi, le droit, la règle et la culture, de l'autre côté la souffrance, le manque, la recherche d'une identité et du sens de sa vie, reconnaissance entre aspirations individuelles et évolution des possibilités. Les accords sur les futures donneuses potentielles, porteront à l'avenir sur deux autres possibilités de don d'organes, l'utérus de personnes transgenres nées femmes et les donneuses décédées dans les mêmes conditions opératoires que pour les greffes usuelles du rein, de la cornée, du cœur….

Les chirurgiens qui sont favorables à cette évolution, comparent volontiers la greffe d'utérus, aux autres greffes déjà pratiquées. L'un d'entre eux, sépare les différentes greffes en interventions prioritaires, vitales comme le cœur, les reins, les poumons et les autres. La greffe d'utérus s'impose alors comme une évidence, *ce n'est pas un organe vital mais un organe fonctionnel* dit un praticien interrogé.

L'avancée du progrès, de la microchirurgie, de l'immunologie, du clonage, invitent à progresser toujours plus vers les voies de la recherche. C'est aux médecins que les femmes, les couples s'adressent en priorité et un médecin dit, dans le documentaire, *on doit le faire, sans réfléchir*. Cette esquive laisse entr'apercevoir les incertitudes et probablement les conflits internes auxquels sont confrontés les professionnels de la santé. On s'aperçoit alors que dans les pays riches, le rapport d'autorité médecin-patient s'est, pour une part inversée, les professionnels sont obligés de se soumettre aux lois de l'offre et de la demande, à des ordres venus « *d'en haut* » qui imposeraient de faire du chiffre, allant dans le sens de la demande, complexifiant la possibilité d'en penser quelque chose, d'où la réflexion d'un autre médecin, *On nous demande, on pratique sans réfléchir*.

Le sujet passionne, sur la moralité de la science et sur l'imposition de demandes toujours plus insistantes de couples au nom de l'amour et du progrès. Les femmes interrogées sur leur demande, s'appuient sur l'envie d'être une *vraie* femme ou d'être *une femme comme les autres*. La frustration de ce point de vue leur semble insupportable, comme si l'impossible demandait toujours plus à la conquête de l'impossible, le manque dans la réalité serait trop souffrant. Une mère discute avec hésitation le fait qu'il est parfois possible de vivre sans enfants, de procéder autrement, mais son raisonnement objectif ne convaincra pas sa fille. Le documentaire se poursuit et nous comprenons alors que la recherche se poursuit dans les tentatives de mises en mots. Finalement disent quelques chercheurs, l'utérus, ne serait qu'une poche et des équations d'hormone. L'un d'entre eux, incertain, est hésitant avec ses propres représentations : « *un utérus, il n'y a pas d'émotion, les ovaires, cela reste mystérieux* ». Ces questions se sont déjà posées pour les greffes du cœur qui se pratiquent quotidiennement, sans plus jamais questionner leur évidence et leur utilité.

Cependant ces interrogations sont déjà presque dépassées par les recherches d'aujourd'hui. Ces dernières porteront sur la gestation en dehors du corps avec plusieurs raisons, manque d'organe, fœtus en danger et fantasme que l'humanité ne pourra bientôt plus procréer. Déjà, il semblerait que le taux de spermatozoïdes baisse régulièrement et les cordons ombilicaux des fœtus recèleraient un nombre important de toxines qui seraient dues à la pollution, l'avenir engendrerait des prématurés de plus en plus précoces et des souffrances fœtales devant achever la gestation à l'extérieur. L'expérience est déjà réalisée sur une population de requins en voie de disparition, mais le plus inattendu ou au contraire, ce que nous commencions à envisager, est qu'un premier homme est déjà enceint-e, en fait Tracy, transgenre, devenue Thomas, a rencontré une femme ayant subi une ablation de l'utérus. C'est donc Thomas/Tracy qui a porté tout au long des neuf mois leur enfant et qui a pu accoucher de manière naturelle par les voies basses. Ce n'était pas véritablement une grossesse d'homme. La grossesse pour les hommes est retardée à cause, non pas de la grossesse elle-même, avec possibilité d'une greffe d'utérus, de l'accouchement toujours possible par césarienne, mais de l'élimination des déchets à la suite de l'accouchement, déchets qu'il faudrait dériver à l'extérieur non sans conséquence.

La recherche est en cours et les multiples questions éthiques et morales posées demandent à être discutées. Il n'est certes pas le temps de conclure et l'idée m'est venue que l'hôpital se transformerait dans l'avenir en énorme utérus maternel, incubateur de recherches, de nouvelles pratiques, lieu d'actions et d'opérations, lieu où ne pas penser les multiples racines qui traversent les couloirs du temps et du quotidien imposeraient de ne pas penser l'histoire de la dette à payer aux impasses familiales ou celles d'une civilisation.

Le malade qui venait hier, à l'hôpital par obligation pour se faire soigner au mieux est actuellement en droit d'exiger du médecin des soins autres et un mieux-être qui ne soit pas que fonctionnel, améliorer son image, rajeunir, avoir un enfant, grandir, être homme ou femme, voire abréger sa vie en cas de souffrances intolérables. La requête exige un mieux-être, lutte contre l'angoisse existentielle, la dégénérescence, l'inné au profit de l'acquis, pour le pire et parfois, souvent, pour le meilleur.

Toujours dans la même veine des évolutions médicales, j'ai également vu un documentaire sur l'installation de robots dans un service de chirurgie et gastroentérologie[70] pour équiper le bloc opératoire de moyens pour opérer à distance en remplacement de l'ancienne technique de cœlioscopie. Plusieurs bras mécaniques reliaient le patient via un système visuel et numérique. Le chirurgien qui opère ainsi à distance a une vue fine du champ opératoire.

Les chirurgiens de l'hôpital étaient enthousiastes, le robot donnait une nouvelle notoriété à l'établissement, leur valait une reconnaissance inédite et importante. A contrario, le directeur d'établissement regrettait un coût d'achat de deux millions d'Euros, mais disait que cela se compensait par une augmentation de l'activité et une réduction des effectifs. Un seul infirmier de bloc était maintenant nécessaire, moyennant une formation du personnel du bloc. Il apparaissait clairement que la jubilation de la nouveauté l'emportait sur le regard porté sur les inquiétudes des patients, en tout cas le documentaire mettait l'accent sur l'avancée et l'évolution des nouvelles technologies. Un pôle hospitalier important d'une ville voisine et peut-être rivale, émettait cependant quelques doutes sur les réelles avancées d'une technologie robotisée par rapport aux habituelles techniques de cœlioscopie. Dans les opérations pratiquées, une patiente avait été opérée d'une réduction d'estomac pour obésité morbide, un autre, d'un cancer de l'estomac, un troisième, d'un cancer de la prostate. Les personnes opérées par cette technique et interrogées laissaient entendre l'anxiété qu'ils avaient ressentie à leur entrée dans ce bloc opératoire high-tech.

À l'opposé de cette modernité, j'aime bien regarder les émissions sur les routes de l'impossible[71], où nous découvrons les incroyables conditions de travail des chauffeurs de

---

[70] Un tournant dans la chirurgie – Avec ses bras articulés, le robot permet au chirurgien d'opérer à distance – BFM - 15/05/2019.

[71] Les Routes de l'impossible est une série documentaire française produite par Tony Comiti Productions, Carrere Group et France Télévisions, et diffusée à partir du 18 novembre 2007 sur France 5.

camions, des trains circulant sur des routes invraisemblables, avec une ingéniosité à toute épreuve, dans des pays comme l'Afghanistan, le Kazakhstan, le Thibet… Là-bas, les camions peuvent avoir quarante, cinquante ans et les moteurs plusieurs millions de kilomètres au compteur. Des bouts de ficelle et de fil de fer retiennent le moteur à son bloc, les routes frôlent des précipices vertigineux et le contenu du camion peut être la survie de toute une population pendant des hivers rudes et coupés de tout. Dans ces zones où la culture est autre, la médecine est très différente et repose plus sur les croyances que sur des technologies avancées. Cette médecine s'adresse directement aux corps, véhicule des esprits, là où la pauvreté et les regards portent la trace de la rudesse des conditions du pays.

On peut voir là la différence entre une conception de médecine de pays riches et celle de pays pauvres.

Je reprendrai alors une phrase entendue, là aussi dans une chronique télévisuelle, celle d'un homme politique, avant la crise du coronavirus : *ce n'est pas l'accueil qui pose un problème, c'est la sortie*.

Nous pourrions rajouter : ce qui pose un problème est l'idée que la résolution des problèmes passerait uniquement par la normalisation des esprits et des corps. Pendant ce temps, le sens de la vie et des représentations se dévitaliseraient. C'est probablement le temps, où on saura le moins faire, écouter et dire, mais rien de plus difficile que d'analyser des impasses[72].

---

[72] Eliott Jaques : Mort et crise du milieu de la vie in Crise, rupture et dépassement ; Opus cité – pp. 277- 305.

... *Réélaborer l'expérience infantile de perte et de chagrin augmente la confiance en ses propres capacités d'amour, en ses possibilités de faire le deuil de ce qui a été perdu et qui est passé au lieu de le haïr et de se sentir persécuté par lui. Nous pouvons commencer à faire le deuil de notre propre mort à venir....*

Et puis, il y a eu la pandémie liée au coronavirus…

Je souhaite témoigner ici de mon respect pour les professionnels de santé, leur savoir, leur empathie, leur résistance particulière à la souffrance et la reconnaissance de leurs nombreuses années d'étude, parfois très difficiles. Cependant, à un moment du confinement lié à l'épidémie de la Covid- 19, la fusion temporaire entre un discours politique et un discours scientifique m'a fait peur, dans les certitudes énoncées et dans le besoin de contrôle de nos existences. Ils avaient peur pour nous et nous empêchaient de vivre. Le monde s'accommode mal des incertitudes dans une dualité sans arrêt en déséquilibre, ordre-désordre, certitude-incertitude, animé-inanimé…

La crise liée au micro-organisme du coronavirus, dite Covid-19 semble avoir débuté en Chine fin 2019 et est arrivée en France au début de l'année 2020, mettant l'économie et les systèmes de santé, le concept de mondialisation économique, toutes nos certitudes en vrac. On savait le colosse au pied d'argile, on savait qu'on dansait sur un volcan, voici qu'un tout petit organisme invisible nous le démontre. De nouveau, la menace d'une fin absurde et possible est apparue en Europe. Elle avait commencé à poindre avec le terrorisme, les appels écologiques à la fin du monde, mais là, la menace est devenue réelle, mondiale et imperceptible, pouvant frapper au hasard. Le symbole du soignant héros est né, là où il n'existait pas, il y a quelques semaines et quelques mois. Il apparaît dans toute sa gloire, tel Saint Michel terrassant le dragon, le dragon étant ici microscopique et insensible. Là où je cherchais les mots justes que je croyais trop durs, parfois un peu réactionnels à dire les conditions de travail à l'hôpital, les urgences, les conditions de réanimation, l'épuisement en gériatrie ou en psychiatrie, voilà que ces mots, dans l'après-coup prenaient un sens nouveau, plus fort, plus vrai, moins négatif et plus réel. Les soignants étaient à la fois applaudis chaque soir et potentiels porteurs de contamination. Le confinement de plusieurs millions de citoyens par le monde laissait rêveur, avec une inquiétude pour cet arrêt brutal de cette économie libérale que nous avions tant critiquée.

Trop tôt pour l'analyse, nous sommes dans un moment de stupéfaction et de sidération, dans la nomination d'une « guerre » telle que nous l'a signifiée le Président de la République. Plus que jamais les soignants sont en prise avec l'indicible et l'hôpital, la réanimation comme la gériatrie sont devenus presque lisiblement l'impasse pulmonaire, le manque de respiration, où viennent s'échouer les vagues des restes et abandons de nos idéologies modernes.

L'hypothèse de la confrontation des soignants avec la pulsion de mort en est, plus que jamais vérifiée avec la structuration de l'institution dans l'ordre de la guerre, à nouveau militaire avec des soignants qui donnent chaque jour plus haut et plus fort l'ordre de rester confinés, mais le confinement n'est pas la guérison et ne le sera jamais. Le virus peut s'éteindre ou rejaillir, dans une nouvelle vague, ou une vague incertitude.

Sur les réseaux sociaux, circulent au-delà même des théories du complot l'angoisse de populations craignant une nouvelle fois, l'apocalypse tant de fois annoncée et la fin du monde. Ce nouveau virus empêche certains de respirer et nous n'avons pas assez de respirateurs, pas assez de lit de réanimation. Nous n'en aurons d'ailleurs, jamais assez pour prendre en charge toute une pandémie. Les souvenirs ancestraux reviennent tels des fantômes et ressurgissent des histoires racontées par nos parents et grands-parents. Comme un automatisme, des files d'attente se refont aux portes des magasins. Cependant, jamais l'organisation de l'hôpital avec sa hiérarchie stricte n'a été pareillement opérationnelle et s'est mis en marche. Les soignants, sans rechigner, sont repartis au front. Seraient-ils devenus les nouveaux soldats d'une nouvelle armée scientifique, avec quelques relents autoritaires d'un savoir sur l'autre ?

Chapitre III : Peut-on refonder l'hôpital ?

Un des mythes de la fondation de l'Hôtel-Dieu de Lyon donne crédit à la reine Ultrogoth et à son époux le roi Childebert pour avoir, de passage à Lyon, donné leur accord à la création d'un lieu d'asile pour les plus pauvres, vers l'An 500. Leurs statues s'érigent encore fièrement sur la façade en regard du fleuve et des voies rapides qui les séparent. À peine peut-on y faire attention. Seuls les embouteillages, en forçant l'arrêt, donnent le temps de regarder, donc de voir, la façade et les statues, mais il n'est plus. L'établissement hôtelier devenu hôpital a fermé dans les années 2010. Les services étaient trop vétustes et les réparations bien trop onéreuses pour continuer à exister en l'état. C'était, entre autres, une importante maternité qui avait reçu, en son temps des enfants abandonnés, des filles mères perdues, seules, isolées... Le planning familial, militant, y avait élu domicile avec un premier centre d'interruptions volontaires de grossesse (IVG) qui avait ouvert ses portes, à la suite de la loi Veil, provoquant la colère et les manifestations enchainées de ceux qui étaient contre l'avortement. Il avait également ouvert les premiers services de médecine pour les malades du SIDA. Je me rappelle avoir déjeuné, dans les années 1989-1995, avec le responsable d'un service d'endo-gastroentérologie renommé qui se désolait littéralement de ne pas avoir encore débuter les trithérapies. Je me rappelle son désespoir à dire « *on pourrait les sauver, on pourrait les sauver...* ». Le bâtiment, lieu de tant de passions, après avoir traversé bien des guerres, des révolutions, l'eau et le feu se trouve galerie marchande et commerciale pour des boutiques et des restaurants de luxe, une cité gastronomique déjà obsolète – drôle de destin pour une métaphore contemporaine de la consommation.

Il n'est cependant pas inintéressant de constater que s'est créée récemment une chaire de philosophie, à l'Hôtel-Dieu de Paris, bientôt suivi par d'autres hôpitaux, d'autres régions pour retravailler « *des humanités* » perdues pour une réflexion sur une refondation conceptuelle. Cela reste cependant isolé, les mots pour le dire ne faisant pas une réflexion reconnue et légitimée. Après une histoire assez linéaire, construite d'immenses et fulgurants progrès technologiques et chirurgicaux, souvent liés à l'obligation de réparer les mutilations des innombrables guerres, mais aussi, à la pauvreté et à l'exclusion, il semblerait que l'Histoire veuille s'arrêter pour reprendre son souffle. Face à de nouvelles logiques, de nouveaux paradigmes, la demande concerne encore les réparations des manques, transformations, remplacements, greffes d'organes. Une nouvelle réflexion s'impose, comme si deux chemins s'ouvraient à nous, l'un dans l'imaginaire d'un progrès illimité et l'autre, dans l'obligation d'un détour par le passé s'infiltrant dans l'avenir, réflexion sur ce que certains appellent la récession, entre modernité et tradition, expérience et prise de risques. Il est souvent dit que le passé ne se rejoue jamais, mais qu'il représente les origines d'actions à venir.

Hôpitaux des villes – Hôpitaux des champs

Depuis, environ les années 2000, les réorganisations des établissements hospitaliers se sont accélérées. Elles étaient devenues parfois incontournables avec la réfection ou les fermetures de services devenus obsolètes et insécures, trop anciens pour supporter les nouvelles technologies. D'autres établissements et services ont été fermés pour causes économiques et sécuritaires comme les maternités de secteurs géographiques qui pratiquaient moins de 2000 accouchements par an. Cela a constitué, assez rapidement, une carte de France des établissements hospitaliers prise dans une césure assez franche, deux types de structures, structures des villes et structures des champs, médecine hospitalière, dynamique et moderne, médecine de ville libérale et généralistes solitaires, oubliés dans les campagnes.

Observons-en quelques caractéristiques avec un éclairage porté sur les architectures et la géographie qui dessinent à grands traits des politiques de territoires valorisés ou plus ou moins abandonnés. Les structures hospitalières ont épousé les logiques politiques et administratives par un urbanisme géant ou moyen, éloigné ou à proximité des populations, différencié par l'activité, médecine générale, sportive, de pointe, chirurgie, maternités, établissements de gériatrie, de psychiatrie, ces derniers, marginalisés par une société qui revendique la jeunesse éternelle, la puissance économique et un détournement du regard sur ce qui dérange.

À quelques nuances près, les hôpitaux des grandes métropoles se sont gonflés de leur importance, façonnant des villes dans la ville, s'étalant sur plusieurs communes, cités dédiées aux soins techniques, à la recherche, à la modernité et au progrès. Pour y accéder, les moyens de transports ne manquent pas et ont été augmentés et il n'est pas rare dorénavant d'avoir plusieurs arrêts de bus, plusieurs tramways qui organisent une circulation dynamique et importante autour et dans l'établissement construisant une infrastructure complexe, au risque de la peur de s'y perdre. Des parkings, jamais suffisamment grands, désormais payants, comme les aérogares ou les aéroports, des parkings, P1, P2, P3 pour arrêts rapides, descentes des passagers ou arrêts de longue durée. En soi, les transports vers ces géants sont très utiles mais stressants.

Lorsqu'on les pratique, on s'aperçoit que les transferts entre deux services peuvent être difficiles pour ceux qui ont des handicaps, des problèmes de marche, de repères. De plus, très souvent, tous les parkings de proximité sont réservés aux personnels médicaux qui n'ont pas de temps à perdre, hors quelques places souvent insuffisantes et réservées aux ambulances et aux transports d'urgence.

Si les centres hospitaliers universitaires (CHU) bénéficient de moyens financiers très importants, certains centres hospitaliers des villes moyennes en ont nettement moins, avec une moindre activité rémunératrice, donc une moindre dextérité à exécuter certaines techniques de pointe réservées alors aux CHU. Les structures des champs se sont éloignées, obligeant les consultants à parcourir des kilomètres pour des soins techniques de pointe. On trouve des sages-femmes comme avant-guerre ou dans l'immédiate après-guerre, qui accouchent les futures mères à la maison ou conseillent de ne pas faire la route, de directement appeler les pompiers ou de faire le « 15 ». *« Une maternité, cela ne rapporte rien, cela coûte »*, dit cette sage-femme libérale dans un reportage regrettant que l'économie ne prenne plus en compte la notion de service à la personne, à la population.

En parallèle, des voix s'élèvent pour réactualiser les accouchements à domicile ou dans une prise en charge moins sophistiquée, plus proche de l'écoute des parents. De plus en plus de parents, de personnes remettent en cause les vaccins, oubliant ce que poliomyélite, variole, tuberculose pouvaient avoir de morbidité, il n'y a pas si longtemps, juste avant la seconde guerre mondiale. Les logiques se modifient, les échanges tentent de construire un nouvel hôpital. Peu à peu les pères sont entrés dans les salles d'accouchement et plus récemment ce sont les caméras de télévision qui assistent les parents tout au long du parcours jusqu'au moment de l'accouchement, avec une tradition naissante comme dans la télé-réalité de prendre à part les mères ou les pères dans l'après-coup pour un débriefing sociologique. Les frontières entre personnel et collectif, intimité et extériorité se sont effacées. Récemment, nous avons pu voir, ce qui aurait été, il y a quelques temps, complètement impossible, un homme en réveil de coma, complètement perdu tenter de répondre aux questions du journaliste, jusqu'à ce que les informations laissent entendre que, peut-être, les réveils de coma dans cette épidémie, ne seraient pas si aisés, il y aurait des séquelles neurologiques, les pertes de goût ou d'odorat n'étant pas si anodines que cela. Alors les journalistes sont allés ailleurs chercher une information à distiller à chaque instant, tout au long de la journée.

Il y a quelques années, une mère amène son nouveau-né pour une consultation par un jour froid et pluvieux de début de printemps dans un hôpital pédiatrique construit à flanc de colline. Tous les parkings de proximité sont réservés aux pédiatres, les parkings pour les consultants sont les plus éloignés de l'entrée des consultations et la pente est importante. La mère, en arrivant fait la remarque que quelques places réservées à proximité, aux parents et enfants les plus fragiles, pourraient rassurer et faciliter les trajets. Elle a eu peur que l'enfant ne «*prenne froid*». Elle en fait la remarque à une des dernières religieuses travaillant comme infirmière dans cette consultation. En réponse, à la remarque, celle-ci répliqua *Mais s'il n'y avait plus de médecins, qui soigneraient les petits enfants ?* - logiques différentes, pour des malentendus à venir. L'obéissance et la soumission à l'autorité médicale à l'hôpital restent quasi de l'ordre de la vénération et commence tout juste avec les nouvelles générations à pouvoir se rediscuter de manière laïque et juridique, parfois procédurière. Cela s'explique par ce que nous avons analysé plus haut, l'histoire, la spécificité de ce lieu où s'opèrent les embarras de la tâche, la proximité avec le secret professionnel, avec les tabous, la sexualité, l'abandon d'un peu d'une partie de soi-même sous le regard de l'Autre.

Il y a quelques années, j'ai fait une formation très intéressante en ethnopsychiatrie, sur le thème de la différence entre rites culturels et des épisodes délirants. Elle était animée par Mohamed Lahlouh qui n'hésitait pas à se référer à sa propre culture et aux restes de la colonisation, de l'esclavage pour donner des exemples sur l'aliénation, l'exil, leurs traces dans le discours, les épisodes délirants, les différenciations possibles entre symptômes et rituels.

J'ai beaucoup apprécié ce temps de formation au sein d'un centre hospitalier psychiatrique. J'étais la seule professionnelle, qui venait de Lyon. Je la trouvais dynamique et enseignante tant par le formateur, que par la parole entendue des professionnels. La rêverie et l'imaginaire y étaient possibles, un peu comme dans certains films africains poétiques qui mélangent le rêve et la réalité, ouvrant une porte à l'étrange et à la réflexion.

À la fin de deux sessions de formation, comme il se doit, un groupe d'encadrement est venu faire une évaluation objective avec grille d'évaluation. Le groupe voulait valider tous les critères objectifs.

La formation a été annulée l'année suivante, ne correspondant plus aux objectifs recommandés par l'Agence Régionale de la Santé (ARS), objectifs inconnus, prémices d'une division entre objectivité et subjectivité. Plusieurs éléments seraient à retenir de cette expérience et de cette formation, le rabat rapide de l'encadrement sur une objectivité à évaluer qui n'admettrait pas l'imaginaire, voire la poésie du formateur, mais dont il n'était rien dit.

L'hôpital est un lieu de passions intimes et culturelles, d'affects et d'intelligence, pour une culture du silence car dire, parler les mots justes est difficile, d'où un discours et un vocabulaire spécifique, une incapacité à trancher clairement et la mise en œuvre de multiples petites chicanes au profit d'alliances entre amis et d'intérêts nourrissant le quotidien. Il fut un temps où l'oralité était de mise, les choses étaient dites et jamais écrites, puis est venue et c'était intéressant, une culture de l'écrit, puis de l'évaluation et c'était encore utile, puis a été instituée l'habitude de cocher des croix dans les cases par souci de gagner du temps. C'était plus efficace mais moins parlant. L'écrit et l'oral auraient pu cohabiter mais la parole peu à peu a été soumise au silence, les relèves des équipes, parfois palabres se sont transformées en transmissions écrites, cochées, informatisées, pour gagner du temps. Lors des analyses précédant la mise en œuvre de la loi Aubry 1, les personnels ont supplié qu'on ne supprime pas les temps de relève. Ce furent les premiers supprimés dans les réorganisations. Il n'était plus le temps de la perte de temps.

Les équipes, sont à la recherche de plus d'humanité et les DRH sont souvent des personnels avec un haut idéal de la fonction publique hospitalière. En fin de carrière, leurs déceptions pour cet idéal jamais atteint, peuvent se transformer en cynisme. La religion en a été longtemps une économie pour sublimer la réalité. Le libéralisme et de trop faibles salaires ne récompensent pas suffisamment. Dans un futur proche, de nouvelles organisations sont encore prévues pour un nouvel agencement des établissements selon les soins à donner.

L'organisation du travail, des corps institués entre réalité et entraves

L'hôpital public, lieu de soins est aussi une organisation bureaucratique gérée par deux lignes hiérarchiques directes, l'une administrative et l'autre, médicale, qui ont toutes les deux leurs valeurs et intérêts propres. L'une dirige, organise et l'autre apporte l'activité, donc une entrée de finances complétant les budgets attribués par l'État. Une nouvelle réorganisation des établissements est prévue pour les années à venir avec un nouvel agencement des établissements et trois catégories selon les soins à donner : soins de proximité, soins spécialisés, soins ultra spécialisés, regroupement d'activité, établissements très technicisés.

Comme un corps constitué, un peu contrefait, la communauté hospitalière est ainsi composée d'une tête et de deux cerveaux ou de deux têtes et de deux cerveaux, selon l'imagination de chacun. L'une administrative et gestionnaire, participerait de l'économie et l'autre, médicale, possèderait un savoir sur son propre fonctionnement organique. Les autres professionnels constitueraient, l'hydre, les multiples bras et jambes induisant la dynamique et l'énergie. Le cœur se trouverait entre les soignants et les soignés. Au quotidien, les différentes parties de cet organisme pourront se contredire, avoir leurs propres différends. Il s'agirait là d'un équilibre précaire, où le cerveau, le cœur seraient désormais entièrement dévoués à éviter la rupture. Par ailleurs, si elle n'est jamais énoncée et révélée clairement, l'énigme d'une sexualité sous-jacente n'est jamais bien éloignée des lapsus et de l'inconscient de cette chimère.

À un moment, une équipe soignante d'un service de réanimation adulte s'est plainte que les potences pour poches de perfusions sur les lits de réanimation étaient trop haut placées, à 2 mètres de hauteur alors que les soignantes majoritairement mesuraient classiquement une taille moyenne entre 1,60 et 1,75m. La présentation s'est voulue rationnelle et scientifique, avec une vidéo projection présentant des photographies explicites et des statistiques sur les risques de chute.

Au regard du diaporama, nous aurions pu nous attendre à ce qu'une décision soit prise d'urgence pour envoyer les services techniques réparer cela et terminer ainsi une affaire qui paraissait simple. En fin de séance, à ma grande surprise, tout à coup, on a pu comprendre, dans les différentes réflexions qui ont commencé à circuler parmi les participants, l'irruption de fantasmes autour de la nécessité d'employer des infirmières-mannequins de 1,80m, que l'on pouvait voir surgir courtes-vêtues. Les yeux de certains participants ont commencé à briller, les fantasmes ont fait irruption dans le groupe, mais rien n'a bougé concrètement pendant un an.

L'année suivante, l'ergonome et le médecin de santé au travail ont représenté l'étude avec force schémas, tableaux, indications ergonomiques, statistiques pour dire qu'à deux mètres les potences étaient toujours trop hautes et rendaient impossible la tâche pour les infirmier-e-s. Une photographie montrait une infirmière juchée sur un brancard instable pour accrocher la poche à perfuser. Une deuxième fois, les mêmes rires se sont fait entendre et les mêmes fantasmes de nouveau ont émergé.

Je suis restée quelque peu étonnée par cette deuxième présentation d'une organisation tellement évidemment porteuse d'accidents du travail que le temps perdu pour deux études me paraissait déjà largement suffisant. En allant plus loin dans la réflexion parce que ces rires et cette ironie sonnaient de manière étrange pour un clivage entre réalité et fantasmes, je me suis rendu compte, au-delà des fantaisies, que les résultats n'étaient pas présentés au bon directeur. Dans cette commission, il y avait une DRH, mais le directeur des services techniques et économiques était absent, ce qui empêchait que les actions se réalisent. Il a fallu présenter secondairement les résultats de l'étude, en dehors de la commission, au bon directeur pour que les services techniques commencent à agir.

La Réforme de 1991 a tenté de légiférer le concept de participation hospitalière en tentant le décloisonnement des spécialités et intégrant la notion de *transversalité*. Il y était question de conseils, de projet et de réunions de service redonnant un peu de liberté à chacun, formant un début d'accords en réseaux et non plus uniquement d'injonctions pyramidales. Certaines équipes s'en sont emparées, d'autres pas. On a vu cependant naître des regroupements de spécialiste se consulter pour des dossiers complexes de patients relevant de plusieurs pathologies.

Une équipe de radiologie s'en est emparée pour la construction d'un projet de service et cela a donné vraiment une dynamique intéressante avec un engagement de chaque personne et une vraie motivation. Bien entendu, il y avait quelques rebelles qui refusaient de jouer le jeu, mais pas tant que cela et leur parole était constructive, coupait et montrait ce qui aurait pu apparaître comme trop large et mou consensus. Dans ce cadre, le service a pu ouvrir les horaires du scanner avec une amplitude plus large. Il a construit un planning de référence où chacun pouvait *s'y mettre* et discuter avec un collègue pour des échanges en cas d'empêchements de toute nature, maladies infantiles, rendez-vous urgents, absence de nourrices…

Alors, de nouveau j'ai regardé un documentaire sur l'hôpital car il fait la part belle de l'actualité[73]. Je regarde également tous les reportages et documentaire pour discerner, par ailleurs, si je ne m'égare pas trop dans cet écrit entre souvenirs et actualité, imaginaire et réalité. Dans celui-ci, il y était mis à l'honneur encore une fois les services d'urgence, le service d'aide médicale d'urgence (SAMU) et les conditions de travail difficiles des soignants. Un débat s'ensuivait avec deux praticiens responsables, un des services d'urgence, l'autre d'un service de neurologie, un sociologue, une infirmière militante et un journaliste qui avait eu un cancer et venait dire tout le bien qu'il pensait des personnels soignants, de leur présence et de leur attention. Aucun directeur administratif ou technique n'avait été invité ou n'avait accepté une invitation, cela n'était pas dit et manquait un peu au débat.

Une longue plainte s'est élevée dans le temps consacré à l'émission sans qu'aucune contradiction ou interrogation ne soit apportée à cette longue lamentation, sauf à la fin, où un message SMS disait qu'il fallait quand même reconnaître ce qui marchait bien. On pouvait toutefois entendre la demande de reconnaissance à un malaise si profond qu'une interrogation sur ce qui pourrait soulager cette peine, avait peine à voir le jour. Cette plainte éternelle pourrait être parfois agaçante, mais c'est oublier d'entendre ce que cela voudrait dire.

De quoi serait composée la plainte des soignants ?

[73] Écrit avant la crise du Coronavirus, mais toujours d'actualité pendant et après la pandémie.

Elle semble être l'expression d'une souffrance, d'un profond malaise venu de loin, probable expression d'une impuissance à soulager et à guérir entièrement. Elle paraît aussi tissée de l'épuisement de la répétition des tâches à l'infini sans jamais vraiment obtenir réparation d'une demande jamais formulée par un savoir à jamais refoulé. Le don de soi n'engendre pas une reconnaissance à la hauteur et les guérisons des patients ne sont jamais que provisoires. La plainte est aussi construite des nombreuses désillusions, du dénouage des idéaux et des ratages des tentatives de sublimation.

La déception a semblé s'amplifier avec les différentes crises et surdités des administrations. Les diverses grèves des soignants sont restées lettres-mortes. Le sentiment de malaise général des soignants s'est probablement construit strate par strate au cours des années. La plainte est à entendre. Elle est porteuse d'affects dont il faudrait peut-être extraire les termes. Elle dit quelque chose d'un malaise de la culture, mais elle dit aussi le besoin d'autres récits, d'autres desseins.

La pandémie de la Covid-19 s'est introduite dans ce contexte social déjà critique. Avec cette pandémie, les soignants, à la fois obligés et applaudis sont devenus des héros [74] et plus que jamais l'avenir de l'hôpital, son organisation se discutent. La société s'est emparée de cette image de braves, sublimant le potentiel sacrifice de cette position,

---

[74] André Missenard : Narcissisme et rupture in Crise, rupture et dépassement ; Opus cité ; p. 86
... Mais il n'y a pas qu'un seul versant des choses... En fait, on perçoit combien cette relation est originellement ambivalente et combien le narcissisme positif et l'idéalisation que la mère a faite de l'enfant viennent éviter à ce dernier les menaces qui pèsent sur lui. Grâce à cela d'ailleurs, la mère peut entretenir son propre narcissisme lui aussi menacé : la vie l'a obligée à renoncer aux illusions avec lesquelles elle avait vécu. L'enfant morceau d'elle-même, les lui fera retrouver....

le don de soi ultime, sous-estimant ce que le terme veut dire. La reconnaissance des demi-dieux qui est la définition du héros, sera-t-elle suffisante ou est-ce encore une illusion sur un hypothétique monde d'après ?

Les religieuses ne se plaignaient pas. Elles semblaient accepter leur destin et étaient dévouées à un époux qu'elles ne verraient jamais mais dont la seule idée les comblait. En revanche, au soir de leur vie, leurs désinhibitions pouvaient être sévères. Dans un établissement de gériatrie, il y avait un pavillon qui leur était réservé, lieu de leurs retraites et on pouvait observer là, la fragilité de leurs fins de vie. La transcendance pouvait tourner au sordide ou à la dérision, à l'injure et à l'obscène lorsque les idéaux s'effondrent et laissent comprendre les divisions du sujet.

Faudrait-il pouvoir penser une sublimation de la sublimation ou reprendre à zéro, une compréhension de ces positions héroïques ? La compréhension pourrait-elle laisser entrevoir un apaisement à la plainte ?

On ne peut faire que des hypothèses. La plainte peut se penser liée et articulée aux sentiments d'impuissance du métier, aux frustrations, séductions, à une colère sous-jacente. Elle semble liée à la revendication d'un meilleur statut de reconnaissance de tant d'empathie. Les termes en sont difficiles, par tout ce qui a déjà été dit, soumission à l'autorité, proximité, structures qui s'effondrent, illusion des groupes de paroles, d'analyse des pratiques, inconscience de son propre positionnement, parfois obéissance à un besoin féroce d'idéal. On en a déjà vu l'articulation dans une dynamique entre vie et mort. Tout ce qui a été dit avant, parle de cela, du don de *soi-m 'haine*, d'une demande de reconnaissance impossible, car trop liée aux données oubliées, refoulées, non investies, de l'histoire individuelle et des sociétés[75]. Cela n'empêche pas d'ailleurs de donner aussi le meilleur de *soi-m'aime*. L'altérité n'est jamais aussi charitable que l'on croit.

Les changements de logiques dans les métiers du don, de la charité et du dévouement ont d'ailleurs aussi construit le progrès. Qu'avons-nous oublié, sous-estimé, avec les nombreuses réformes visant l'amélioration des conditions de vie et de travail et avec le temps ? – conditions de travail améliorées, cela est d'évidence.

Le travail en institution de soins confronte chacun à d'inévitables blessures narcissiques mal fermées. Le choix de se consacrer aux autres permet superficiellement de s'oublier, mais l'autre, son regard sur soi reste indispensable. C'est à la condition de cette attache aux regards et au jugements bienveillants des patients et des collègues que chacun peut s'engager dans sa potentialité soignante pour le meilleur. C'est à ces conditions que l'efficace du soin peut advenir. Si la bienveillance n'est pas présente et à chaque fois renouvelée, la crise peut être sévère et cela demande de l'énergie. Les acteurs, les soignants qui sont en très grande majorité de bonnes intentions, se coltinent avec l'intime et la culture avec des positionnements souvent courageux et sans cesse répétés dans un miroir présenté à leurs peurs et à leurs ressentis. Ce miroir reflète les psychés avec ses troubles, ses inquiétudes, ses propres relations à l'amour, à la norme, au handicap, à la finitude et au vieillissement. L'objet partagé n'est pas un objet comme les autres, puisqu'il s'agit du corps de l'autre dans toutes les phases de la vie. Le passage par les autres, dès lors qu'on a

---

[75] Paul Fustier : Le lien d'accompagnement – Entre don et contrat salarial ; Opus cité ; p. 2
... Don et dettes sont deux moments d'un échange complexe... Peut-être faudrait-il considérer qu'à trop se focaliser sur le don, on prend le risque que la dette n'en soit plus que le résidu et que, réciproquement, penser don, c'est en quelque sorte réduire la part accordée à la dette....

à faire avec eux, peut apaiser ou blesser quand la majorité souhaiterait mettre les choses sous contrôle. Je me rappelle un temps où il était dit qu'on devait laisser ses contraintes personnelles, le matin, lorsque l'uniforme blanc était revêtu. Ne connaît-on jamais ses contraintes personnelles ?

Comme la prison, l'hôpital général et l'hôpital psychiatrique ont à faire avec des systèmes clos et des règles de vie très spécifiques. La maladie est, en soi, un enfermement. Une volonté de parole et de sens convoque également la responsabilité du patient et de sa famille dans la demande faite à l'institution et cela n'est pas là, le moindre des questionnements. Quelques témoignages rédigés par des malades, très utiles, disent leurs ressentis. Le dernier que j'ai lu est le journal intime écrit chaque jour par une jeune femme atteinte à 42 ans d'une maladie d'Alzheimer précoce.

Le livre de Florence Niederlander[76] dit la difficulté à se faire comprendre alors qu'elle perd peu à peu l'usage des mots. L'auteur tente au jour le jour de noter ses régressions, quitte à se relire en ne se souvenant plus de ce qu'elle a écrit la veille. Elle parle des incompréhensions qui peuvent se mettre en place entre elles et les autres, en particulier, ceux qu'elle côtoie désormais tous les jours, les soignants. À aucun moment, elle ne critique les nombreux lieux de soins fréquentés et les très nombreux professionnels qui tentent avec elle de retarder les symptômes de cette cruelle expérience. Elle emploie les mots dont elle se souvient, mots dont elle n'est plus très sûre, mais elle explore à *son corps défendant* les impasses à vouloir entrer en relation lorsque les mots, l'accord entre le signifiant et le signifié se perdent peu à peu. Malgré toute l'empathie qu'elle convoque et provoque, on a l'impression de la voir s'éloigner chaque jour

---

76 Nierderlander Florence : Alzheimer précoce ; Éditions Michalon ; Paris ; 302 pages – 2019

un peu plus dans une solitude où personne ne pourra la rejoindre. Ce témoignage poignant par beaucoup de côtés dit entre les lignes, l'immense éprouvé de solitude quand un individu reste sur une rive sans l'aide des autres.

Dans un établissement, il avait été dit que les religieuses, infirmières, au regard de leur dévouement, tout au long de leur vie, seraient mises en retraite dans un pavillon spécial, jusqu'à ce que la dernière meure, leurs conditions de vie et leurs devoirs religieux seraient protégés par une convention respectueuse des services passés. Ce pavillon était extraordinaire, entre musée, église et EHPAD. Dès l'entrée, un Christ impressionnant de plus d'un mètre d'envergure vous contemplait du haut de sa croix.

Puis les murs de ce pavillon se sont dégradés avec une difficulté à réparer, les salles de bain manquaient et il n'y avait pas suffisamment de place pour un projet de chambres seules. Les rénovations étaient beaucoup trop coûteuses. Petit à petit, la présence spécifique des religieuses a été remise en cause, le pavillon n'étant pas exploité à la mesure de ce qu'il pourrait rapporter. Puis les religieuses restantes ont été déménagées dans un autre pavillon et mélangées aux autres patients, perdant toute leur identité significative pour n'être plus que des femmes âgées comme les autres dans un pavillon comme les autres. Ce pavillon faisait l'objet d'une violence intrinsèque, où de multiples études, interventions, groupes de parole n'ont jamais pu comprendre complètement les tenants et les aboutissants des passions qui régnaient en son sein. Dans les années à venir, il est prévu encore et toujours des réorganisations structurelles, mais dans les sous-sols subjectivement, continueront à circuler les relents, les réminiscences de l'histoire des siècles et des temps passés.

Un chemin épineux de reconnaissance du don de soi

Alors, comment reconnaître à sa juste mesure le don de soi-même et d'abnégation qui font que les soignants vont se prêter à une cause collective au même titre que les soldats qui s'engagent dans l'armée ou les soldats de la République que sont les enseignants, ces trois corps constitués de l'État ?

Comme le spécifie Paul Fustier, les institutions hospitalières sont nées à des périodes différentes dans l'histoire du monde occidental, elles ont gardé de leurs origines le souvenir de la charité, mais elles ont acquis de la modernité le crédo de relations commercialisées. Cela crée des paradoxes qu'il vaut sûrement mieux contourner que chercher à résoudre, entre autres les demandes de reconnaissance entre idéalisation et soucis financiers. On peut cependant tenter de les penser, car ils vont structurer la pensée et le vocabulaire hospitalier. Cela constitue la complainte des personnels.

Les personnels soignants qui entrent à l'hôpital pour la première fois sont pris dans une logique qui va très rapidement devenir un crédo idéologique construit d'un discours et d'un vocabulaire médical approprié. La structure, l'organisation du travail va leur donner une place à laquelle ils ont droit, mais par là même vont leur octroyer une voix ou pas. Pour exemple, les manipulateurs en radiologie savent lire une radio, mais n'ont pas le droit d'en dire quelque chose. Les aides-soignantes et infirmières peuvent voir l'état d'un patient se dégrader mais ne peuvent pas en parler directement aux familles.

Nous l'avons déjà dit aussi, la parole institutionnelle se partage entre les directions, les médecins et les représentants du personnels élus. Les manifestations, généralement organisées par les organisations syndicales permettent aux soignants de crier ce qu'ils ont à dire. Ce ne sont pas les plus entendus. Dernièrement, le dévouement des soignants a donné lieu aux informations continues interrogeant une possible rémunération des sacrifices faits par les soignants. Des primes ont été distribuées, qui ne pourront jamais être satisfaisantes pour certains. Nous l'aurons compris, les moyens manquent et les professionnels ne s'entendent pas forcément entre eux, sont très souvent en rivalité. Les médecins n'affichent de compréhension et de soutien de leurs équipes que dans une association pour un même intérêt, sinon, ils se considèrent comme d'une classe sociale différente du fait de leurs diplômes. Dans cette crise de la Covid-19, ils étaient à leur côté, aussi peu protégés qu'eux.

Le paiement de la dette resurgit donc avec la question récurrente : *Qui paie* ?

L'hôpital est comme une famille, entend-on souvent. Nombre de livres ont été écrits sur le sujet de l'institution de la famille, des Rougon-Macquart d'Émile Zola à bien d'autres auteurs, la famille et ses disputes, ses secrets sont une source intarissable d'embrouilles et de façonnement de destins.

Le roman *Un repas de famille* d'Adeline Yzac[77] raconte l'histoire d'Eva qui a fui son groupe familial tout de suite après le baccalauréat. Le père tient une place effacée dans

[77] Adeline Yzac : Un repas de famille ; Éditions Lucien Souny ; La Geneytouze ; 2012.

la famille. C'est la mère et le frère aîné qui ont pris le pouvoir et ont fait un pacte de sang un soir d'été, juste avant le mariage de ce dernier. Eva les a fuis pour échapper à une maltraitance qu'elle ne comprend pas. Outre des paroles blessantes, ils veulent la normaliser et la forcer à accepter une fonction de postière de village, fonction de communication et messagère de plis fermés. Elle ne veut pas s'enfermer dans ce rôle clos et obéir à leurs injonctions. Toute sa vie s'est arrêtée au check- point de son enfance. Ça s'est arrêté un soir d'été, la nuit avant le mariage de son frère Antoine, mais elle ne se souvient plus. Alors elle a fui à l'étranger pendant seize ans et rencontré un psychanalyste, tué par un inconnu, juste avant qu'elle ne fasse retour chez elle.

L'été du début du livre, Eva revient pour faire le ménage. Elle prend un poste d'agent de nettoyage dans son village du Sud-Ouest, envahi l'été par des touristes insouciants, là où les paysans ne s'y retrouvent pas entre modernité et tradition. En cet été caniculaire, les signes de la modernité envahissent le village par l'intermédiaire du Rebulh, le vent du pays. Le ménage d'Eva aura lieu sans une larme et sans une goutte de pluie et sera le contraire d'une stérilisation. Un nettoyage à l'eau claire, vive, tente de repousser l'eau croupissante et la puanteur d'un pourrissement mal enterré. La canicule va ravauder le trou dans l'histoire d'Eva, asséchant l'étang de la ferme et faisant ressurgir les restes du sacrifice, des délires familiaux qui ont détruit l'harmonie et créé la confusion dans les places instituées. L'oncle Antoine va déterrer les restes archéologiques du meurtre originaire et parler, prenant les risques du premier qui dévoile les secrets. Il va restituer l'histoire à sa nièce, qui pourra ainsi recommencer à vivre.

L'histoire du sacrifice fait partie des mythes religieux ou théologiques. Depuis la chute primordiale, ce n'est qu'une suite de meurtres comme résolutions des impasses. Les crises sacrificielles ont tenté de se résoudre par la nomination d'objets transferts, objets mis à la place d'autres, identifiés pour en terminer avec la violence présente et sous-jacente[78].

Il semblerait que l'hôpital soit un théâtre moderne où se rejouent dans le réel les tragédies de la vie et de la violence, là où se lient encore pour un temps les mythes du religieux et de la laïcité. L'hôpital continue de recueillir les destins de la violence, de la souffrance et surtout de la mort. Nous avons mis longtemps à nous en apercevoir. Peut-être ne faut-il pas en parler trop ouvertement pour ne pas décourager les vocations, mais comme précédemment peut-être pouvons-nous en penser quelque chose, avec quelques nuances.

Ce n'est peut-être pas par hasard, que le souvenir de l'enfant-fantôme m'est resté en mémoire. Sans avoir les mots pour le dire, pour le penser dans l'instant, j'ai ressenti fortement à quel point cette enfant avait un destin de *laissée pour compte* dans sa famille, avec l'arrivée prochaine du nouveau-né et tout ce que nous n'avons jamais su, à quel point, l'équipe de radiothérapie était prise, avec la meilleure volonté du monde dans un drame, dont elle ne connaîtrait jamais les tenants et les aboutissants.

Si on en reprend la définition la plus simple, le tragique est caractéristique de ce qui est inévitable, fatal, alarmant

---

[78] René Girard : La crise sacrificielle in La violence et le sacré ; Collection Pluriel ; Éditions Grasset ; Paris ; 1972 – p. 63
... *Le fonctionnement correct du sacrifice exige, on l'a vu, sous-jacente à la rupture absolue une apparence de continuité entre la victime réellement immolée et les êtres humains auxquels cette victime est substituée. On ne peut satisfaire ces deux exigences à la fois que grâce à une continuité qui repose sur un équilibre forcément délicat... Tout changement, même minime, dans la façon dont les espèces vivantes et les êtres humains sont classés risque de dérégler le système sacrificiel....*

ou attaché à la tragédie. Il semble soumis au destin, sans possibilité de résolution. Face à ça, l'individu est soumis à ses passions ou subit un conflit intérieur pulsionnel *océanique* d'un pathétique dont le côté horrifiant en est proche. La passion et la haine se mélangent et se confondent, le tragique résiste à la réconciliation, le conflit reste sans conclusion satisfaisante, cependant la répression de la pulsion originaire, celle du meurtre constitue la construction de la civilisation.

Des paradoxes sur une courbe de Gauss

Une petite histoire dit ce qui serait de l'énigme donnée par la Sphinge et à laquelle aurait répondu Œdipe. Qui est celui qui marche à quatre pattes, puis sur deux, puis sur trois. La réponse en est l'Homme, au début, au milieu et à la fin de sa vie. Le film *L'étrange histoire de Benjamin Button*, de David Fincher, raconte l'histoire d'une horloge dont les aiguilles se mettent à tourner à l'envers après la mort dans les tranchées d'un fils dont le père ne peut faire le deuil. Un homme va se trouver mystérieusement lié à cet arrêt sur image et à cette inversion de sens. Le film débute vraiment alors que le cyclone Katrina, à la Nouvelle Orléans, détruit tout sur son passage, une femme qui fut aimée, sur son lit de mort va dire à sa fille qui était son vrai père.

Bien des années avant la tempête, un enfant a été recueilli par l'assistante médicale d'une maison de retraite et va faire le chemin de l'humanité à l'envers. Né vieil homme, il sera abandonné par son père au moment de sa naissance au pied des marches d'un asile où attendre tranquillement la fin de sa vie n'est pas forcément triste. Né comme *un petit vieux*, il va grandir de plus en plus jeune pour redégénérer finalement dans un retour à une position fœtale et un recroquevillement vers, de nouveau, le néant - une autre manière de célébrer un retour vers le futur. Né d'une mère qui meurt en couche, il va mourir dans les bras vieillis de la femme qu'il a toujours aimée, qu'il a connue enfant, femme qu'il a faite mère et qui raconte l'histoire.

Ce film étrange laisse à penser le circuit que l'Homme emprunte avec une étonnante similitude entre les traits physiques d'un nouveau-né dépendant et d'un vieillard, également dépendant. Comme si finalement nous empruntions un circuit, courbe de Gauss, entre deux points analogiques, deux départs, celui plutôt bien accepté du début, de la naissance et de l'enfance brouillonne et créative et l'autre départ, rejeté, renié, honni, du naufrage de la vieillesse et celui annoncé d'un esprit diminué – saut dans le vide, plus ou moins entouré.

Les mots disent l'ambiguïté entre ces deux points, infantilisme, retour en enfance, sénilité, démence. Les interrogations sur les conséquences des traumatismes, les sidérations des temps de deuils et les regards sur le vieillissement ont le mérite de reposer la question de ces périodes de grandes dépendances, limitant un espace d'entre-deux finalement assez court, le temps considéré socialement de l'âge adulte. Un sketch très drôle de Muriel Robin aborde le thème de la survenue de la dépendance dans un spectacle qui reprend la maladie de sa mère et du tragique que relate Muriel Robin l'air de rien. Elle reprend les problèmes de mémoire, les oublis dus à la maladie et les mots mis les uns à la place des autres, pour une conversation qui n'a plus de sens que pour la malade et épuise les accompagnants à comprendre cette situation « *insensée* ». Elle dit la rupture de communication qui s'établit alors entre chacun.

Toute la vie ne semble qu'attachements et ruptures. Le petit humain doit faire face, dès le départ, aux émotions de l'attachement et de la séparation. En fait, dit Françoise

Dolto[79], à la naissance, il ne se détachera que d'une partie de lui-même restée pour un moment au cœur de la mère, le placenta. Puis le bébé, pour un temps se greffera à sa mère par le sein ou la tétine, ne faisant, momentanément qu'une seule unité. De nouveau, il sera uni à sa mère ou à un substitut, dans une alternance de veille et de sommeil, d'appels et d'apaisement. Il faudra que l'espace soit ensuite accommodé pour accueillir les besoins du petit prématuré qui ne peut se suffire à lui-même. De ce moment, dépendra pour toute la vie, la création d'un narcissisme de base qui permettra d'être sécure ou pas lors des épreuves de la vie, de ne pas se sentir abandonné, *laissé tomber*. C'est la première expérience suivie de plusieurs autres, puis de l'adolescence qui construiront la structure de base d'une personne et en quelque sorte, son destin.

L'art parfois, souvent, dit mieux que les mots du quotidien, ce qu'il en est de ces réflexions complexes et subtiles sur la subjectivité. Toute la littérature, le cinéma parlent de tourments et de ruptures[80], de soutien et d'abandon.

La série des Harry Potter[81] relate les tourments post-traumatiques d'un orphelin mal aimé, un petit héros qui aurait dû être tué par le destin et qui a survécu. L'enfant appartient à deux mondes, celui des pouvoirs magiques et celui d'un monde normal où les maladresses se cognent aux limites des ridicules et de l'impuissance. Entré à 11 ans à Poudlard, célèbre école des sorciers, il en sortira vers 17-18

---

[79] Françoise Dolto : Solitude ; Opus cité – p.14-15.

[80] René Kaës : Crise, rupture et dépassement ; Opus cité ; p. 4 -5
... C'est par la crise que l'homme se crée homme et son histoire transite entre crises et résolutions, entre ruptures et sutures. Entre ces limites, un espace de possible création, de dépassement et de jeu : ce que D.W Winnicott appelle l'espace transitionnel....

[81] J. K. Rowling : Harry Potter à l'école des Sorciers (Harry Potter and the philosopher's stone) (1) ; Publié en France le 9 octobre 1998.

ans, au moment où il va redevenir banalement *Monsieur tout le monde*, ayant renoncé à la baguette magique la plus puissante au monde. Il n'aura été qu'un maillon d'une chaîne signifiante d'une histoire qui a commencé avant lui et se continuera après. Il n'aura été un héros que le temps de son adolescence et de son enfance sacrifiée, sauvé malgré tout par l'amour tout-puissant de sa mère. Il s'en sort, ce qui n'est pas le cas de tous les héros[82] qui vont jusqu'au bout du sacrifice.

La série télévisuelle, *Cold case* ou en français *Affaires classées* met en scène, une brigade américaine d'un service de criminologie travaillant sur des crimes non résolus et redécouvre les objets et les raisons d'un passé qui a poussé au meurtre. Cette série très particulière, lente, met en scène, sur deux plans parallèles celui qui parle tel qu'il était et tel qu'il est devenu, entre les deux, le meurtre, le traumatisme et la subjectivité.

Il est alors important de se rappeler que dans la rencontre, les patients et soignants ne se côtoient pas forcément dans une même réalité temporelle. Avec l'habitude, nous avons tendance à l'oublier, les deux arrivent avec leurs souvenirs, leur vécu subjectif. Une consultation a souvent lieu alors qu'ils peuvent se situer subjectivement les uns ou les autres à une autre époque, là où un trauma a eu lieu sans avoir eu la possibilité de le résoudre. Il peut y avoir un arrêt sur image à une autre époque, un épisode ancien. Elle peut également suggérer une perte aux patients et aux soignants[83].

---

[82] André Missenard : Narcissisme et héroïsme in Crise, rupture et dépassement ; Opus cité ; pp. 99-103
... Car être au monde, c'est être sorti de l'époque originelle, avoir perdu le paradis, c'est avoir basculé dans l'histoire, c'est avoir subi la chute après la catastrophe....
[83] René Kaës : Ibidem ; p. 24

On dit parfois que pour deux individus, il y a six rencontres dans le même temps. Deux personnes se côtoient dans la réalité, deux dans une subjectivité propre à chacun et deux dans les projections qu'ils ont l'un de l'autre. Dans ces retours du passé, seuls les symptômes, les passages à l'acte, les répétitions viennent redire à leur manière l'impossibilité de résolution d'une expérience. Seule la cure peut dévoiler les contours des fixations ou traumatismes anciens et permettre alors, non pas de guérir mais de *savoir y faire avec*.

L'hôpital, lui, n'a ni la vocation, ni le temps de s'occuper de ces histoires de subtilités subjectives aléatoires construites d'incertitudes, il opère et traite la crise du côté du pragmatique. Parfois c'est très utile. Ce n'est pas sa vocation de philosopher et de tenter la guérison des conséquences de l'histoire, uniquement par la parole et la seule compréhension de la reconstruction lente de symptômes. Il est différent, s'occupe d'un fonctionnement organique de manière plus radicale, rationnelle, plus efficace bien souvent mais ça reste là, bien enfoui et prêt à resurgir à un moment où plus personne ne s'y attend. Cela s'appelle parfois violence et se différencie du conflit.

... Une rupture masque toujours une autre rupture qui la rappelle et la contient....

Médiation de la crise et du conflit

Il y a plusieurs temps pour une personne qui vient consulter à l'hôpital, le temps de l'urgence ou de la demande de diagnostic, le temps du traitement, de la sédation de la douleur ou de l'intervention chirurgicale et le temps d'après, celui de la convalescence, du repos, de la rééducation, de l'apaisement des tensions et des douleurs[84]. Nous l'avons déjà dit, ces temps de mise en repos des tensions permettent paradoxalement de reprendre vie [85]/[86].

Les soignants comprennent de plus en plus l'intérêt de construire des espaces d'accueil et d'entretiens pour permettre de comprendre la situation et d'installer la confiance, mais les expériences en sont encore à leurs débuts et les

[84] René Kaës : Introduction à l'analyse transitionnelle in Crise, rupture et dépassement ; Opus cité ; p.4-5

... C'est par la crise que l'homme se crée homme, et son histoire transite entre crise et résolution, entre ruptures et sutures. Entre ces limites, un espace de possible création, de dépassement et de jeu : ce que D.W. Winnicott a appelé l'espace transitionnel...

[85] René Kaës : Ibidem p.6

... La création est assurément l'alternative de la vie aux composantes létales de la crise, mais elle utilise les forces de la mort pour se frayer sa voie...

[86] Dolto Françoise : Solitude ; Opus cité p. 120

... Une vitalité possible, anonyme, autre que dans l'état de santé, avec ses contraintes, le lit, le repos, permet une certaine démission du moi – Soulagement - Le sujet reprend le dessus, alors l'individu guérit, redevient sain de corps....

bien-fondés de ces techniques, art-thérapies, médiations cognitives, sophrologie… sont encore à démontrer. La meilleure évaluation reste les ressentis des malades et ce qu'ils peuvent en dire, accepter ou refuser.

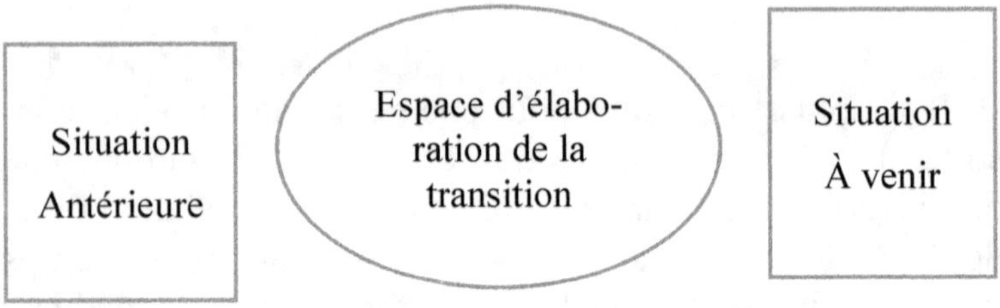
Situation
Antérieure
Espace d'élaboration de la transition
Situation
À venir

Espace transitionnel

Il est intéressant de constater que le déclin de l'histoire des origines chrétienne amène très certainement d'autres croyances à se mettre en place, nées de mythologies venues d'ailleurs, moins connues, étrangères, mystérieuses, car peut-on regarder en face et sans peur, notre mortalité ou plus spécifiquement la perte de nos objets d'amour. C'est la croyance qui produit en général du lien social, pas forcément des certitudes, un savoir ou une vérité qui échappe souvent. La très bonne série télévisée danoise *Au nom du Père*, en anglais *Ride open the Storm* diffusée en deux saisons dernièrement sur la chaîne Arte montre l'errance de nos sociétés contemporaines, à la recherche d'un sens. Les différents épisodes proposent une analyse sur les différentes religions qui se sont insérées dans celles plus traditionnelles qui œuvrent et parfois bousculent nos sociétés. Chaque communauté est en recherche de sens, au travers de diverses traditions, dans de nouveaux espaces, parfois avec au travers d'hallucinations ou délires.

En remettant en question les anciens interdits sociaux, ces nouveaux modes de pensées et d'idéaux modifient profondément les structurations d'un *Ancien monde*. Le film *Boy erased*, tiré d'une histoire vraie, met en scène un père, pasteur et une mère, représentés par les acteurs Rusell Crow et Nicole Kidmann en parents croyants et aimants qui poussent leur fils Jared à entreprendre une thérapie réparatrice de conversion aussi appelée thérapie de réorientation sexuelle, encore d'actualité aux États-Unis. L'espace paradoxal du lieu de retraite, qui apparaît en première intention intégriste et caricatural permet cependant à Jared d'assumer son choix d'homosexualité, dans la révolte et une décision sur ce que sera désormais une sexualité assumée. Ce ne sera pas vrai pour tous les adolescents dont certains seront poussés par la honte et la culpabilité, au suicide. À la fin du film, le père et le fils écrivent chacun de son côté, l'un, des sermons, l'autre milite pour l'homosexualité. Cherchant un terrain d'entente, le père transmet à son fils son stylo. Jared accepte, mais pas tout, il souhaite écrire sa propre histoire, en dehors des sermons du père.

La culture, l'enseignement sont un choix à faire, presque toujours choix personnel et politique, à nuancer entre vérité et idéologie. Ce que l'on veut enseigner est ce qui se dit, pas forcément ce qui se comprend. Les concepts d'enseignement, de médiation mettent en jeu en lieu et place d'un espace matérialisé non négligeable, une prise en compte de l'hétérogénéité et la potentialité de cerner, de composer avec une zone conflictuelle dans une volonté de continuité du lien social.

L'hôpital n'aime pas cela. Il se pense impuissant à dire une réflexion qui pourtant le préoccupe. *On nous demande, on fait* dit ce praticien, pris dans le discours de la civilisation, à celles qui voudraient devenir de vraies femmes et demandent de pratiquer la greffe d'utérus dans une tentative d'unifier la femme à la mère, sans perdre le fil d'une raison d'être - Trop d'enjeux sous-jacents indicibles. La dépressivité partagée n'est pas loin. Pour les soignants, peur du lendemain, démotivation, critique systématique de la stratégie, dépression, stress, fatigue prennent parfois le nom de *burn-out* ou *syndrome du survivant*. Historiquement ce dernier est décrit une première fois lors du retour des rescapés de la première guerre mondiale. Il désigne un symptôme lié au stress post-traumatique, chez des survivants qui s'interrogent pourquoi eux s'en sont sortis.

En octobre 1991, faisant suite aux grèves de 1988 qui avaient paralysé une partie des hôpitaux, la France connaît des manifestations d'infirmier(e) s, suivies par les aides-soignant(e)s et les assistant(e)s sociales pour de meilleurs horaires, salaires, conditions de travail… La répression sera sévère, les personnels feront face aux canons à eau des forces de l'ordre, ce qui provoquera des critiques sévères de la part de la population. Mais le mouvement a été également critiqué par ses propres détracteurs, en particulier des organisations syndicales qui prononceront l'exclusion de militants participant à la coordination. Une des figures du mouvement, Pascal Dias qui a alors 30 ans et infirmier psychiatrique est exclu. Porte-parole de la Coordination infirmière, il est décrit comme une cheville ouvrière du mouvement infirmier par le quotidien Libération. Ils vont alors créer la fédération syndicale CRC *Comprendre, Rassembler, Construire*, qui rejoindra le syndicat SUD en 1995 pour devenir « SUD-CRC santé sociaux » et enfin « SUD Santé-Sociaux ».

Le ministre de la santé d'alors, Bruno Durieux demande que les revendications se traitent sur le terrain et signent des accords en faveur de l'amélioration des conditions de travail. Ce seront les accords Durieux. C'est dans ce contexte, qu'un groupe de professionnels des conditions de travail a été créé dans l'institution où nous travaillions. Dans le contexte, les directions, au plus haut niveau s'assurait ainsi une petite armée de réserve, contenue, dont chaque membre serait un peu averti, lui ferait remonter les problématiques du terrain, tout en étant fortement contrôlé, malgré les esprits quelque peu rebelles, parfois militants, qui le composèrent.

Le groupe, dès le départ fut pluridisciplinaire, composé d'experts issus de l'université, de soignants infirmiers et médico-techniques, de cadres, de psychologues du travail et cliniciens, d'experts en ressources humaines. Dans un second temps, l'ergonomie fut privilégiée. Au fur et à mesure du temps, la liberté aux interstices s'est réduite avec l'injonction d'obéissance à la structure. Au départ, les interventions étaient ponctuelles, surtout interventions dans les équipes en crise. Puis, avec les années 2000, les demandes furent orientées prioritairement vers les restructurations, les réductions d'effectifs liées aux réorganisations. En parallèle aux réorganisations, à la mise en œuvre de la réduction du temps de travail nous avons été mandatés pour la prévention des risques professionnels, l'augmentation des situations de violence et l'insertion des personnes en situation de handicap.

Ce groupe existe encore, preuve de sa bonne vitalité, mais ce n'est pas sans mal. Au départ, enfant turbulent, il a eu un peu de mal à vieillir en dehors d'une rééducation, orthopédie institutionnelle, mise au pied d'une réalité qui intervint clairement dans les années 2000. Cependant l'objet partagé du travail restera toujours confus, nous étions là pour nous occuper de ce qui n'allait pas, des résidus, des restes de l'excellence tout en maintenant à tout prix le lien, en cela, nous étions de bons bricoleurs à la fois idéalisés et rejetés, un peu héros, un peu manants. Il nous fut dit à un moment, que nous étions embauchés pour être créatifs, mais une créativité très surveillée.

Alors qu'un accompagnement social avait eu lieu et avait été très difficile, voire violent, j'ai présenté l'idée d'un projet créatif qui se voulait un peu réparateur à une direction qui l'a accepté. L'intention ambitionnait de remettre et de retisser du liant dans le contexte d'une fermeture de trois établissements. Chaque établissement était destiné à rejoindre un grand pôle hospitalier géographiquement différent pour intégrer la discipline de la gériatrie dans une logique médicale plus globale. Cette réorganisation devait se décliner en plusieurs phases sur plusieurs années. La première phase a consisté à réduire les postes administratifs en réorganisant les bureaux du personnel, les bureaux des entrées, les secrétariats de direction et le courrier en supprimant les vaguemestres.

Cette première phase a été tellement conflictuelle que des restes subsistaient, restes de de colère et de découragement, surtout, pour les personnels épargnés par les premières réorganisations qui le seraient seulement dans un second temps. Ils ont vu partir leurs collègues, se vider les lieux et devaient rester dans ces lieux vides encore quelques années.

Ces personnes qui restaient dans un établissement à moitié vidé ressentaient, pour la plupart, un grand vide, une colère et une tristesse plus ou moins bien réprimée. J'avais, par ailleurs, le souvenir d'une autre fermeture d'établissement où les personnels avaient exprimé leur colère et la violence ressenties par des traits fulgurants et pulsionnels, en taguant les murs de la réanimation et du service d'urgence. J'ai donc proposé à cette collègue pour les trois ans qui restaient à cet établissement de construire un projet qui créerait un espace de dégagement et de réflexion pour appréhender le présent et l'avenir – s'arrêter pour reconstruire. Nous appellerions ce projet artistique, *Nous parlerons aux murs*. Le projet a ensuite changé plusieurs fois de nomination.

Ce projet proposait aux personnels d'amorcer ce qui pourrait être une communication plus positive et d'associer les professionnels, les résidents et leurs familles pour des expositions de peintures, photographies, interviews qui évolueraient pendant trois ans. Au départ, je souhaitais nouer la réalité avec l'imaginaire des participants à partir de photographies, d'un nom signifiant et d'un texte. J'avais donné comme exemple, la photo d'un joli port italien, le *Port d'attache* et un texte parlait de savoir quitter le port d'attache, endroit sécure pour le plaisir de prendre quelques risques et de partir vers d'autres contrées à découvrir.

Un autre texte que j'avais apporté, s'appuyait sur l'image pâle d'une femme belle et âgée regardant par la fenêtre – l'horizon, nouveau voyage…. Je souhaitais que le groupe fasse le lien entre les différentes séparations de la vie et le jeu de mots « port d'attaches », qu'il s'appuie sur du beau pour penser l'après, ce qui engageait aussi des processus de deuil, mais médiatisés. Nous souhaitions réaliser une réflexion entre images, représentations et conceptualisation pour faire sinon un travail de deuil, plutôt un travail de compréhension pour chacun de son propre positionnement et envies pour la suite. Cela n'a pas pu se faire. Cela n'a pas pris tout de suite, le directeur lui-même, n'a pas pu écrire ce qui en était pour lui, trop intime. Les textes ont été refusés, jugé trop mélancoliques. En étant complètement favorable au projet, la direction d'établissement a repris le leadership.

Elle a souhaité que le groupe se reformalise autour d'un petit-déjeuner de travail mensuel, retour à la nourriture et à l'avant de la parole, retour au nourricier avec la crainte d'affronter le gué du langage et le risque de la parole et des émotions. Je pense que cette direction était sincèrement convaincue que retrouver un cadre nourricier connu pouvait nourrir et suppléer, mais ce n'est pas si simple que cela. Notre projet semblait donc en première intention, un peu trop conceptuel et quelque peu inquiétant pour les participants, mais le retour à la nourriture, si je le comprenais, me gênait un peu. Je craignais que des gens civilisés comme nous l'étions, ne puissent pas parler la bouche pleine.

Au cours du temps, le groupe s'est réapproprié le contenu en le simplifiant et l'instituant, c'est-à-dire en le faisant coexister avec la culture ambiante, surtout administrative (power-point, recherche d'un leader rassurant, actions concrètes…) et des espaces déjà présents avec la difficulté majeure de laisser la parole à tout le monde, de l'agent de service au directeur. Les petits déjeuners sont devenus plus consistants, plus réels. Le groupe s'est réapproprié les intentions en les incluant dans du connu, hiérarchique, réintégrant la créativité en la faisant exister dans la culture de l'hôpital et non pas dans des tentatives de re-symbolisation, conceptualisation et rêveries, pourquoi pas ?

Comme dans tous projets, il y eut plusieurs écueils. L'institution ne souhaitait pas prendre en charge un financement, le directeur voulait garder le contrôle. Il y a eu également des chicanes entre les membres du groupe. À un moment, seuls les psychologues pouvaient s'entretenir avec les personnes âgées atteintes d'Alzheimer, pouvant, d'après-eux mieux les comprendre et ne risquant pas de faire des faux pas dans une parole qui les mettrait en crise. Ce qui était possible...

Lorsque j'ai fait valoir mes droits à une cessation d'activité, j'ai commencé à être oubliée d'être invitée. La dernière réunion du petit-déjeuner m'a convaincue de ne plus venir, J'avais quitté le port d'attache, reprenant une certaine autonomie et n'étant plus reconnue par le groupe comme l'une des siens. Cette expérience m'a réappris la diversité d'un groupe, si je ne le savais déjà et la force de la dynamique qui s'y joue avec la singularité de chacun, de sa trajectoire, de son histoire, de ce qu'il faut oublier pour trouver sa place dans l'ordre de l'assignation à une place par ce groupe.

Y-a-t-il une vie avant la mort et comment vivre mortel ?

J'ai dû à nouveau refaire une partie de ce texte.

Quelques parties s'orientaient un peu trop du côté d'une militance et d'un positionnement un peu abrupt. Je ne voulais tendre ni vers la victime, ni vers l'agresseur. Dernièrement, une pancarte brandie lors de la manifestation contre la réforme des retraites, juste avant la pandémie de la Covid-19, interrogeait *Y-a-t-il une vie avant la mort ?* Parfois, le fond d'un problème qui n'arrive pas à s'énoncer prend tout son sens dans un slogan. 2019 a été une année socialement tourmentée et conflictuelle pour une réflexion sur une nouvelle organisation de société et l'hôpital en a été une des institutions, pas la seule, mais une de celles particulièrement en prise avec la bourrasque, en particulier, les services d'accueil, la gériatrie, les urgences médicales et chirurgicales. 2020 n'a fait que confirmer les complexités de l'institution.

La question ironique de la pancarte Y*-a-t-il une vie avant la mort* ? nous amène à réinterroger le concept de bonheur. Il me semble que c'est ce que disent les manifestations des dernières années et le concept travail en reste un des enjeux les plus importants, des plus fondamentaux, aujourd'hui comme hier, pour lutter contre l'angoisse.

J'ai cessé le travail.

J'avais épuisé mes forces vives et j'avais l'impression certains matins d'avoir cent ans, toutes mes articulations s'enrayaient et je ne voulais pas en passer par la voie chirurgicale. Les paradoxes et injonctions impensables me mettaient sur la défensive. J'ai quitté l'hôpital, ses paradoxes, sa violence et ses stratégies, sa bienveillance paradoxale et le courage à vivre de tous les jours des soignants et de ceux qui venaient dans ce lieu demander de l'aide. Je ne le comprenais plus et j'en ressentais trop, à tort ou à raison, les sentiments d'humiliation des plus faibles opposés aux certitudes affichées des plus forts. J'aurais, pour une part, aimé continuer à travailler, mais j'avais perdu une partie de mon empathie pour les autres, en particulier pour la hiérarchie. Un an de repos m'a fait du bien, me permettant de retrouver ce luxe suprême, avoir du temps pour regarder passer les jours et réfléchir à la suite, avoir le temps de vivre avant que la vie ne me lâche. Certains ne pourraient pas supporter cet ennui choisi, mais j'ai apprécié cette année qui vient de se passer et j'ai retrouvé une certaine souplesse musculaire, une certaine jeunesse, relative certes, mais quand même. Mon empathie pour les autres est revenue. Je me suis réconciliée pour une part avec l'autorité et j'ai repris, un vieux désir, celui de pratiquer la peinture et la création dans un atelier artistique, ce qui n'est pas si facile à réaliser finalement.

J'ai seulement regretté de ne pas pouvoir transmettre tout ce savoir accumulé pendant tant d'années, savoir qui ne me paraissait pas obsolète, peut-être parfois à moderniser, à mettre sous d'autres mots, d'autres formes, mais expérience à transmettre. Mais avant cela, il faut peut-être revenir à une formation lointaine qui m'a donné envie de m'intéresser de plus près à l'analyse et à la psychologie pour répondre à des questions incertaines que j'avais du mal à formuler. C'était une toute petite formation, discrète dans laquelle je m'étais inscrite, formation intitulée, *Comment vivre malade* ?

Dans cette formation, il n'y avait que des aides-soignantes, aucun infirmier ou infirmière, aucun autre soignant. La formatrice était psychologue. Elle m'a donné envie de m'inscrire à l'université. Je n'ai plus le souvenir exact du contenu, mais je m'en rappelle l'intelligence, celle de la formatrice, des aides-soignantes, de leur compréhension au plus près du corps des patients. La technicité était laissée de côté, l'humanité réémergeait, les choses s'apaisaient dans la compréhension de cette complexité du «*prendre soin*» contenu dans une philosophie.

Au-delà de l'apport de connaissances théoriques, une réflexion sur l'humanité se discutait avec les questionnements du quotidien : l'annonce d'un diagnostic, le handicap, les limites à la vie et surtout le vécu journalier des malades chroniques qui craignent de savoir de quelles dégradations, demain sera fait. Mais n'est-ce pas l'histoire de la vie ? Ne sait-on jamais de quoi sera fait demain ? - Quatre-vingts pour cent des handicaps sont acquis au cours de la vie.

Pendant cette formation, la violence de l'annonce d'un diagnostic péjoratif a beaucoup été interrogée de multiples manières. Devait-on dire ou ne pas dire, révéler ou pas ? Qu'est-ce que dire voulait dire réellement ?

Lorsque j'ai commencé à travailler au milieu des années 1970, le secret médical était absolu. Le médecin savait, parfois parlait de la situation avec la famille, pas toujours, car se décharger du secret sur la famille était également une question morale qui revenait en leitmotiv- *Doit-on en parler avec le patient ? - Pourra-t-il le supporter ? - Doit-on lui dire pour combien de temps, il en a encore ?* » - Au risque de se transformer en sinistre augure ou en voyante extra-lucide.

Je me rappelle un exemple que nous avait donné un radiothérapeute. Un avocat ou un notaire était traité dans le service pour un diagnostic de cancer assez grave, avec un mauvais pronostic. L'homme, paraissant sûr de lui, lui avait demandé pour combien de temps il en avait, arguant avec certitude qu'il aurait à mettre de l'ordre dans ses affaires. Il parlait de manière tellement rationnelle, certaine, que le praticien lui avait donné le diagnostic et le pronostic. L'homme s'était écroulé sur place, face à la violence de l'annonce. Cela avait été une leçon pour le praticien dans son questionnement sur la responsabilité de son propre savoir et de pouvoir de dire.

L'éthique qui se différencie de la morale n'est pas seulement le respect des règles, l'engagement de sa propre responsabilité, il s'agit de l'articulation du privé et du public, de l'intime et de l'extérieur dans un contexte culturel donné et dans la division de ses propres représentations. Je l'ai déjà dit, les soignants face à la demande ont à se coltiner à certains moments, avec les perspectives de la finitude.

Dans ce sens, il a été mis en place des espaces de médiation et d'éducation dans les services de soin désignés comme éducation thérapeutique. Il y a quelques années, l'éducation thérapeutique était ordonnée sur un mode autoritaire, aujourd'hui, le patient est beaucoup plus pris en compte et de nombreuses et nouvelles techniques sont entrées à l'hôpital telles que l'hypnose, la sophrologie, le yoga, yoga du son, la relaxation, et les groupes de paroles…

Ces nouvelles techniques visent à instaurer des espaces de transition, gestion du stress, restauration de la perte. L'hôpital prend un nouveau visage. Les services d'oncologie admettent les projets des diététiciennes, esthéticiennes, qui permettent aux femmes atteintes de cancer du sein de restaurer leur image de féminité abimée par la chirurgie. Ces services renouent avec les notions d'accueil au sens large, mais leurs budgets sont restreints et le plus souvent leurs expériences ont une durée limitée.

Dans son livre, Florence Nierderlander, *Alzheimer précoce, mes petits carnets de vie* »[87], la jeune femme parle de sa gaucherie à communiquer, elle, dont la mémoire s'efface progressivement, dont les mots utilisés ne sont plus signifiants pour ceux qui les entendent, dont le malaise jette ses colères sur ces autres qui semblent tous en meilleure santé qu'elle. Ce livre dit les embrouilles du soin pour ceux qui en ont fait leur métier, mais il exprime le besoin de réfléchir aux relations soignés et soignants, dans les espaces des consultations, éducation, rééducation…[88]. La relation d'aide n'est pas simple et l'auteur en témoigne dans ses emportements, les obstacles à devoir en passer par l'autre de plus en plus fréquemment avec l'évolution de la maladie, la perte des mots et des choses.

Certains malades n'ont plus envie de choisir la vie, leur souffrance ne se résumant pas à ce que les étrangers peuvent en comprendre, elle est bien plus profonde que cela, proche de l'abîme et le soignant est alors confronté à son impuissance devant la volonté ou les convictions de ces patients. Dans le peu de temps d'une consultation, la qualité de l'écoute peut s'affaiblir ou se mettre en défense, ne donner lieu qu'à un semblant de compréhension, face à certaines impossibilités : refus, peurs, mensonges et dénis de la réalité. On voit cependant réapparaître de jeunes thérapeutes qui repratiquent cette écoute, mais le corps médical reste, envers et contre tout, le référent officiel pour parler publiquement de la santé.

---

[87] Nierderlander Florence : Alzheimer précoce ; Éditions Michalon ; Paris ; 302 pages – 2019.

[88] Florence Nierderlander : Ibidem p.144

… Vivre tout simplement, en me donnant à fond aussi longtemps que j'y arrive et si mon état me le permet, sortir, vivre avec l'autre, rire, chanter, m'amuser, voilà ce que j'aime – voilà ce qui m'anime. Oublier cette fichue maladie, malgré mes difficultés, si on m'aide, faire comme si, faire semblant….

Comme prix du don de soi à ce point-là, beaucoup de praticiens, professionnels de tous ordres sont prêts à vendre cher des compétences acquises pendant de très longues années, formations initiales et formations continues où ils y ont mis à chaque fois un peu d'eux-mêmes.

Et ce n'est pas la crise du Covid-19 qui cessera de nous interroger sur le sujet.

Réactualiser une réflexion entre tradition, modernité, altérité

La loi financière HPST[89] de 2009 exprime l'embarras d'une nomination globale pour une politique de santé au niveau du territoire. Hôpital, Patients, Santé et Territoires, pourquoi accoler ces quatre mots avec uniquement une virgule pour signifier la césure ?

De quoi souffre l'hôpital vraiment, demande Laurent Vercoustre, dans un article du 10/04/2018[90], trouvé sur Internet, avec un constat, l'hôpital va mal, très mal. Certes, dit-il, il y a la tarification à l'activité, mais de quoi souffre-t-il au-delà de l'aspect financier. L'auteur souhaite s'extraire du prêt à penser. Sa thèse pose la question, à savoir ce que l'hôpital aujourd'hui avec l'hypothèse soutenue que l'hôpital est un concept qui n'est plus valable. Notre santé ne se jouerait pas uniquement dans ce lieu de soins, de sciences et de recherche, mais dans une réflexion plus globale sur notre société.

Il adopte le postulat que l'hôpital, sorte de chimère déchaînant les passions serait un espace de non-droit qui décuplerait les réalités et la complexité de la notion même de santé publique. Il en décline ensuite les complexités et les paradoxes, tels que les nouvelles demandes, le caractère psychologique et social de ces demandes, les nouvelles

---

[89] HPST : Hôpital, Patients, Santé et Territoires.

[90] Vercoustre Laurent : De quoi souffre l'hôpital, vraiment ? ; Le Point, Internet – 10/04/2016.

technologies, les spécialités, un grand nombre de thèmes que nous avons déjà abordés plus en amont avec le malaise des services d'urgence, de la gériatrie, de la psychiatrie. L'auteur, singulièrement, met en premier dans sa liste, la montée de la perversion dans la demande de réparation, au nom de technologies rendant possible désormais des requêtes autrefois improbables. Nous avons déjà abordé, pour une part ces sujets dans cet écrit, avec l'analyse de la complexité de compréhension de ces nouvelles demandes.

Il prend l'exemple de l'obésité et de la demande d'opérations *dites bypass ou sleeves* qui consistent à réduire l'estomac dans le but de produire plus rapidement de la satiété chez des personnes ayant une obésité morbide. Cette opération a des limites et va concerner des malades avec un poids très au-dessus de la moyenne. L'auteur relève l'aliénation de certaines personnalités limites qui ne relèveraient pas de ce type d'intervention, à vouloir grossir de quinze kilos pour pouvoir entrer dans les protocoles. À partir de ces exemples et réflexion, l'auteur prescrit de réfléchir à la prévention sans cependant aller du côté de l'analyse approfondie de ce que pourraient pouvoir dire ces demandes « folles », à vouloir prendre toute cette place corporelle.

Une des dernières analyses des conditions de travail que j'ai eu à réaliser était l'analyse d'un accident du travail dans un service, dit de référence pour les personnes dites *super-obèses*, celles dont le poids dépassait largement les cent kilos. L'accident était un accident de manutention pour un aide-soignant au moment de relever un patient à l'heure du repas.

Avec une de mes collègues, nous avons utilisé la méthode *arbre des causes*, qui est une méthode démonstrative par un schéma de l'ensemble des causes de l'accident, sans recherche de culpabilité, mais dans un souci de remonter tous les faits objectifs qui ont amené à l'accident. Nous

nous sommes aperçues que dans ce service de référence, le matériel n'était pas suffisant pour aider à la manutention. Un lève-malade fonctionnait à l'envers. Il manquait des fauteuils, des lits adaptés pour le nombre de patients reçus. Le service était lourd, très lourd, physiquement et moralement, coincé dans les limites d'une économie très contrainte pour une pathologie très difficile de l'illimité. La confrontation de ce service avec des réminiscences personnelles et l'incapacité de l'institution à accepter de voir les réalités en face, à acheter un matériel suffisant, la grande souffrance de ce service, m'a suffi. Je ne voulais plus argumenter l'in-argumentable, alors que les difficultés de montraient d'évidence.

L'autre chapitre abordé par Laurent Vercoustre décrit trois hiérarchies différentes, administrative, médicale, soignante dont les luttes internes et intestines donnent un déficit d'autorité, remplacé parfois par de l'autoritarisme et des jeux d'acteurs invraisemblables parfois pervers, parfois incompréhensibles, souvent contre-productifs. La régularisation des oppositions se transforme alors en de multiples stratégies individuelles d'évitement, de dissimulation, de craintes et de passages à l'acte dans ce lieu où tout le monde paraît commander et peut affirmer savoir, parfois de manière péremptoire, ce qu'il en est pour l'autre, ce qu'il pense et comment il aurait dû conduire sa vie. L'article conclut sur l'interrogation, *Le concept est-il encore valable ?* ».

Cette conclusion est intéressante. Au-delà de l'ancien lieu d'accueil et d'une logique quasi religieuse, l'hôpital peut-il se refonder, comme fabrique de soins, en dehors des mythes religieux ? Doit-on envisager une séparation de la technique et du social, de la demande, de l'acceptation et de la possibilité d'un refus, moment d'autonomisation où soignants et citoyens auront à prendre leur part de responsabilité dans cette construction ?

Être moderne, dit le dictionnaire, c'est être tourné vers l'avenir. La modernité est un concept en conformité avec son temps ou plutôt les idéaux du temps présent, très liée aux idées d'anticipation, d'évolution, de progrès et d'innovation. Le terme est contraire à l'idée de conservatisme. Il peut être confondu avec l'idée de progrès, voire de progrès technologique. La tradition orale, elle, est une pratique qui se transmet de génération en génération. Les deux concepts, modernité et tradition constituent souvent des cadres idéologiques, contradictoires, en opposition ou séparés, ne souffrant pas la discussion. La situation que connaît le monde moderne est parfois expliquée comme une rupture avec le passé et un déficit de spiritualité. Il ne s'agirait plus d'espérer une vie meilleure dans l'au-delà mais d'une promesse de bonheur dans ce monde, à partir du matérialisme, une cuisine intégrée, une piscine, un barbecue avec des amis, la promesse d'autres espaces dans d'autres pays où les gens seraient « tellement » souriants et gentils, les bons sauvages traditionnels d'aujourd'hui.

La religion promettait un monde meilleur, sans certitude, la modernité veut croire en un monde meilleur ici et maintenant. Le fantasme d'une possibilité de fin du monde, d'apocalypse est réapparu, récurrent, faisant ressurgir les angoisses, sans shunt vers nulle part pour les exorciser. Pour mettre un bémol à ces arguments, il faut se rappeler que les générations juste avant nous ont connu les guerres et les famines et ont survécu à des temps largement traumatisants. Il en reste quelques résidus et la société de consommation s'est construite sur ces traumatismes, sans peut-être en maintenir la pleine conscience. L'hôpital reste un des derniers endroits où on a l'espoir de guérir par les voies charnelles à un moment où l'Église ne convainc plus beaucoup de monde, voit ressurgir ses exactions, dans un temps où d'autres églises veulent exister, nouveaux lieux où exprimer malaises et symptômes, nouveaux espaces de recherche de spiritualité pour donner un sens à la vie.

La réflexion interroge peut-être celle de fond ? Peut-on continuer la réflexion et le commerce du soin juste au regard du seul défaut de symbolisation entre réel et rien ?

Toute institution a pour vocation de réfréner le trop de jouissance, l'illimité.

C'est une des vocations de l'hôpital, traiter les restes et les résidus de la civilisation, de la normalisation. Les certitudes, l'idéal en sont des médiums. Déjà de nouvelles formes de médiations spirituelles apparaissent. Dans le cadre des consultations et des éducations thérapeutiques, de nombreuses formes de spiritualité fleurissent dans les propositions d'interventions, entre autres interventions nées de doctrines indiennes, tibétaines, croyances et rites étrangers, proche de l'animisme, venus d'ailleurs, de loin, étrangers et désirables. On voit fleurir les médiations de type Reiki, Yoga, Yoga du son, techniques sous hypnose…A la recherche du soulagement des souffrances et des douleurs, du sens de la guérison et d'éloignement d'un trop-plein de réalité. La réintroduction du religieux dans le soin, ne doit pas faire l'objet d'un rejet trop rapide même si la radicalisation et trop d'ésotérisme sont à surveiller. L'hôpital est né du religieux, d'une projection de la souffrance humaine dans une causalité extérieure avant que la technologie ne rabatte la recherche du côté du capitalisme et des sciences, de l'utilitarisme et de la robotique, autres leurres ou illusions dont on commence à découvrir les limites.

Comment concilier l'idée de la rentabilité, l'idée du social et l'acceptation de la difficulté de vivre ?

Il y a eu une époque où je parlais de troisième voie, je n'en suis plus si certaine maintenant. Il faut très certainement reprendre la réflexion de la place de l'hôpital dans la cité : cliniques, EHPAD, hôpitaux, spécialités, hôpitaux psychiatriques, lieux de rééducation, lieux de prévention... Le ménage est à faire et il ne sera pas facile et toujours aléatoire.

Récemment, un article d'un journal interne hospitalier mentionnait les progrès de la robotique, avec cependant des interrogations sur la rencontre médecin/soignants et un rabat rapide sur la réponse, « *cela ne changera rien* ». Déjà les rendez-vous chez les praticiens se font via une plateforme. Déjà la chirurgie utilise largement la robotique. Dans la course à la modernité, il faut rester vigilant pour ne pas intensifier les clivages entre hôpitaux des villes, hôpitaux des champs, institutions de gériatrie et hôpitaux psychiatrique, lieux de soins et lieux de vie, lieux de rééducation et de prévention…Pour cela, les citoyens doivent être consultés et responsabilisés, atténuer les appétits financiers de certains groupes leaders.

L'hospitalisation centralisée est-elle en voie de disparition avec la notion de territoire ?

Toujours dans la crise du Covid-19, pour la première fois, le nombre de lits en réanimation étant insuffisant, on a pu voir des transferts de patients dans d'autres régions, voire d'autres pays européens. Nous pouvons nous interroger sur un réveil de malade, dans un hôpital où personne ne parle sa langue alors qu'il n'en était pas prévenu.

Dans les différents articles que j'ai pu consultés sur internet, l'hôpital du futur coïncide avec la numérisation. Dans le film « I-A Intelligence Artificial » Steven Spielberg montre dans une séquence, sa vision de l'hôpital du futur, blanc et totalement aseptisé, proche du paradis blanc, du Nirvana et de l'inanimé. Néanmoins, heureusement, on ne semble pas se rapprocher de ce modèle. Ce qui semble plutôt s'annoncer est une répartition des locaux et des intérêts selon différents modèles : cliniques d'obstétriques dirigées par des sages-femmes, EHPAD ou centres de rééducation repris par des intérêts privés. Un responsable du SAMU disait récemment et publiquement que beaucoup de lits avaient fermé et que les personnels médicaux et soignants fuyaient le public au nom des mauvaises conditions de travail et rémunérations.

Néanmoins les questions de la dette et du don sont loin d'être négligeables. Qui va payer ?

Les soignants réclament des salaires plus appropriés à leurs compétences, mais les soignants de la Fonction Publique sont payés par les impôts. Ce sont leurs propres impôts qui les rémunèrent. Cette réflexion devrait aller bien plus loin pour envisager une nouvelle gestion de l'hôpital.

Un des fantasmes qui circulait était qu'il ne pourrait plus y avoir d'hôpital public à terme, trop coûteux. Les activités de soins seraient transmises aux secteurs privés. Seuls la recherche, les exercices onéreux comme la réanimation, les urgences, la recherche seraient financées par l'État. Le reste serait pris en charge par des groupes financiers, des banques et des fonds d'assurance. C'est déjà assez pratiqué par le dentaire, la gériatrie… Par ailleurs, l'épidémie du Covid-19 a éclairé les besoins d'une organisation régionale ou européenne, le partage des compétences et du prix à payer.

La honte et la culpabilité en héritage

Quand elle est arrivée dans mon bureau, elle m'a assez rapidement dit qu'elle ne souhaitait plus rester dans les soins, de nuit, car elle avait de plus en plus fréquemment envie d'insulter des patients, non pas les battre, non, mais une impulsion à violemment les insulter. Elle a dit aussi que cela faisait quelques temps qu'elle demandait qu'on la change de service et que les directions étaient restées sourdes à ses demandes. Après un léger mouvement de surprise, car la maltraitance aux personnes âgées est probablement une des fautes les plus répréhensibles, un tabou tenu strictement au secret par les auteurs, je lui ai demandé de m'en dire un peu plus. En fin d'entretien, après lui avoir bien spécifié que je ne cautionnais pas la maltraitance, je lui ai donné un deuxième rendez-vous, dès le lendemain, avec une personne du service de formation pour pouvoir envisager avec elle, un changement de service le plus rapide possible. Puis, tout s'est emballé, beaucoup trop de monde s'en est mêlé, la direction lui a trouvé très rapidement un poste administratif qu'elle n'a pas pu tenir. Elle a eu un arrêt maladie, a consulté un psychiatre. Une clinicienne a repris l'accompagnement de cet agent en grande difficulté et… elle s'est retrouvée dans un service de gériatrie de jour car socialement, elle ne pouvait pas supporter une baisse de salaire. Le jour, il y a beaucoup plus de personnels pouvant constituer un *garde-fou*.

Quelques personnes ont signifié plus tard qu'elle avait menti pour pouvoir avoir, plus vite, un meilleur poste. Stratégie dangereuse, pour le moins... mais payante, finalement ? Que s'est-il passé pour que tout se mette à confusionner à ce point ?

Aucune sanction n'a été prise pour souligner une faute qui a fait l'objet d'un traitement interne. Les directions ont probablement pensé qu'elles ne l'avaient pas suffisamment entendue au bon moment. Comme si le système, lui aussi, s'était senti coupable et avait pris à son compte la faute.

Je me rappelle aussi une étudiante à l'école des Cadres qui avait écrit un mémoire de fin d'année sur les fautes et erreurs professionnelles. Après lui avoir déconseillé de présenter ce thème, les enseignantes l'avaient finalement accepté, mais en fin d'année, la discussion en jury d'examen a été difficile, entre colère et déni.

Les auteurs, Freud, Serge Tisseron, Vincent De Gaulejac, Albert Ciccone, Alain Ferrand, Didier Anzieu... ont écrit sur les éprouvés de honte et de culpabilité. Ils dérivent des attaques du sujet contre les objets d'amour qu'il redoute d'avoir détruits. C'est important à retenir. Si la culpabilité est issue de l'expérience d'avoir perdu un objet d'amour, la honte, quant à elle, résulte de l'expérience d'être perdu ou d'être abîmé[91]. De ce point de vue, on peut dire, d'après les auteurs, que la honte plus narcissique est à la mélancolie ce que la culpabilité, qui témoigne de l'échec du moi au regard du narcissisme est à la dépression. Si la culpabilité exprime une tension entre le moi et le surmoi à partir d'une transgression réelle ou fantasmée, la honte signe plutôt une

---

[91] Albert Ciccone – Alain Ferrand : La honte et la culpabilité dans les équipes soignantes et dans le soin psychique – la violence du soin in Honte, culpabilité et traumatisme ; 2e édition augmentée ; Collection psychisme ; Éditions Dunod ; Paris – 2015 – pp. 253 – 261.

situation de tension entre le moi et l'idéal du moi. Les soldats mutilés revenus des différentes guerres n'ont pas fait longtemps l'objet d'empathie. En général, ils ont plutôt souffert d'abandon social, voire familial. Le film « *né un 4 juillet* » d'Oliver Stone avec Tom Cruise en acteur principal, montre et démontre assez bien le rejet qu'un jeune vétéran gravement blessé, en fauteuil roulant, provoque, y compris dans sa propre famille. Famille, qui, depuis l'enfance le poussait justement à être l'imago du héros américain fantasmé par la mère. La déchéance de l'idéal était trop lourde à accepter surtout pour la mère.

Pour en revenir à notre sujet d'étude, les positions surmoïques et d'idéal du moi étant deux instances qui font loi à l'hôpital, les soignants ne feront jamais assez bien et se ressentiront probablement toujours coupables de ne pas être « *à la hauteur* », impuissants, fautifs, blâmables de ne pas en faire assez pour apaiser, guérir. Alors quand survient le retournement en agressivité ou le passage à l'acte, l'erreur, l'épuisement, tout le système se bouleverse et se lie pour assumer en première intention, la faute collective de ceux qui n'ont pas voulu voir ou simplement n'ont pas vu.

On peut alors lire différemment les mouvements qui ont agité, l'équipe de gériatrie face à la mort de l'homme musulman, les directions dans les restructurations, les diététiciennes, les cadres et l'infirmière de gynéco-obstétrique… etc… Presque tous mes exemples parlent des sentiments de honte et de culpabilité.

L'étude suivante a eu lieu en juillet et il faisait très chaud. La demande concernait l'équipe d'évacuation des déchets. Avec une collègue ergonome, nous avons suivi les deux agents qui effectuaient la collecte tout au long des circuits des détritus, de l'unité de soin jusqu'au container à enlever par la commune. Là aussi, il était dit qu'ils faisaient mal leur travail. Je passerai sur les aléas de cette étude très matinale et finalement joyeuse, car nous avons usé et abusé de l'humour, qui nous laissait vers 11 heures nous précipiter sous une douche, pour n'en retenir que l'essentiel des éléments.

L'ensemble des sacs de déchets étaient évacués par les ascenseurs, les mêmes ascenseurs qui transportaient les personnels, les patients vers les blocs opératoires, leurs familles…. En ce mois d'été caniculaire, à plusieurs reprises à la descente de l'ascenseur, quelqu'un pouvait faire une réflexion telle que *ça pue, qu'est-ce que cela sent mauvais…* sans regarder les agents de la collecte. Ma collègue et moi ne nous sentions pas totalement engluées par ces réflexions, nous avions l'humour, eux, ils ne pouvaient pas prendre cette distance. Ils n'en disaient rien. Il a fallu les interroger pour qu'ils puissent dire avec nuance ce qu'ils ressentaient. Nous nous sommes alors aperçues que les agents pouvaient largement être identifiés aux déchets, à leur tâche primaire. De plus, leur histoire de vie les avait préparés à incarner le rejet.

Déployer les arguments des affects du déshonneur et de la faute semble en première intention vertigineux. Ils sont liés aux secrets[92] et les hypothèses sont plurielles : déchéances héritées, meurtres, incestes, interdits, savoirs, sexualités cachées, compromissions, souffrances…

Tout au long du texte, nous avons parlé de la religion chrétienne comme soutien des conséquences de la faute originelle et le meurtre fratricide, surtout dans les sociétés

---

[92] Serge Tisseron : La honte – psychanalyse d'un lien social ; Collection Psychismes ; Éditions Dunod ; Paris – 1992 – p.2
… La compréhension de la honte oblige à reconnaître les situations de violence comme telles et à ne pas confondre les agents sociaux de la honte avec la résurgence de figures parentales intériorisées dans l'enfance….

occidentales. Plus tard, c'est la laïcité qui a tenté de constituer un ciment social commun, mais cette dernière traite moins la question de la culpabilité. Le libéralisme tente de passer outre la question en s'orientant directement sur les gains de production. Avec la crise de la Covid-19, c'est la raison scientifique qui semble créer le ciment social avec la gestion préventive du risque. Une fois encore l'hôpital semble contenir un condensé de ces éprouvés, dès une origine qui en appelle aux mythes religieux de la faute et de l'exclusion du paradis originel, faut-il le rappeler. Il semble s'en être arrêté là du côté de la morale, du bien et du mal. Il ne s'agit pas là de croire ou de ne pas croire, mais du traitement des restes. Peut-on dire que sans les ressentis de hontes et culpabilités, avec leurs undergrounds, les fonctions des relations dans les soins seraient profondément modifiées ? Car les sentiments de culpabilité et de honte affectent aussi nos représentations de la maladie, de la souffrance et de la douleur.

Il peut paraître surprenant d'associer deux thèmes aussi éloignés l'un de l'autre que les maladies somatiques et la culpabilité. La maladie somatique semble aux antipodes de cet affect : *ce n'est pas notre faute.*

Dans l'absolu, nous ne sommes pas responsables de nos maladies, maux de dos, de dents, handicaps et impuissances multiples et diverses La société n'a jamais considéré la maladie comme une excuse, à moins que celle-ci ne soit très grave et qu'elle apporte l'absolution. Les enfants le savent très bien, eux qui font semblant d'être malades pour ne pas aller à l'école. Néanmoins lorsque nous restons au lit, un vague sentiment de culpabilité pointe.

L'arrêt de travail est largement soupçonné de paresse et coûte à la société. Les soins et une présence sont nécessaires à la guérison, mais les représentations péjoratives autour de la souffrance, du handicap, de l'impuissance restent d'actualité. Dernièrement, un directeur général d'un grand établissement hospitalier disait que les contaminations des soignants par la Covid-19 avaient été faibles pendant les soins aux malades, un grand nombre de contaminations auraient eu lieu dans le métro ou chez eux ou lors de pots de service. Néanmoins, l'établissement prendrait en charge les conséquences de la pathologie. On ne peut pas faire mieux comme discours joints de la culpabilisation et de la réparation.

Le traitement de la douleur a mis des siècles à se mettre en place. Encore récemment la douleur des enfants était niée. Désormais, il existe des services contre la douleur, avec des patients qui ont des algies chroniques mal diagnostiquées. Ils font les échecs des médecines et des diagnostics traditionnels. Et, l'on voit surgir de nouvelles idéologies, de nouvelles religions. Récemment un reportage sur des soins pas comme les autres[93] interrogeait les favorables et les opposants aux médecines complémentaires, aux traitements allopathiques comme l'homéopathie, la sophrologie, l'hypnose, l'auriculothérapie, le Gi-Gong, le Reiki qui s'implantent désormais durablement dans les établissements. Le manque d'études prouvant leur efficacité et le risque de dérives sectaires inquiètent les rationalistes et les scientifiques. L'appel aux miracles et aux croyances en satisfait d'autres. Certains médecins s'avèrent violemment opposés. Un des intervenants dit, au contraire, *si on ne veut pas de dérives, alors il faut les intégrer à l'hôpital*. Le documentaire conclut sur *c'est une croyance*. Les fonctions des religions traditionnelles auront du mal à être remplacées et nous devrions nous attarder sur la réflexion. Il faut se rappeler que la chirurgie est née de la transgression de l'interdit d'opérer les cadavres. Le savoir anatomique et peut-être le

93 Hôpital, des soins pas comme les autres – lundi 20 juillet 2020 – Fr5

savoir (ça-voir) médical, simplement sont nés de cette violation. Il en reste probablement quelque chose.

Par ailleurs, l'hôpital est le lieu même où on vous rappelle qu'il ne faut pas trop, boire, fumer, manger, prendre le soleil… Ce n'est pas la crise de la Covid-19 qui nous fera mentir, elle, qui a vu les médecins reprendre le pouvoir, en ordonnant aux législateurs le port des masques, la restriction des libertés pour le bien des autres, la prise en compte de distances sociales, même les plus affectives, l'acceptation de son propre enfermement, bref, arrêter de vivre pour ne pas mourir.

En 2008, la loi de février 2005 tente l'inclusion des personnes en situation de handicap dans les trois fonctions publiques, Etat, territoriale, hospitalière. Les directions des hôpitaux ont soulevé alors les questions des personnels en inaptitude complète aux postes de travail. Une politique importante de reconversion des soignants a alors été envisagée et ce sont des postes administratifs qui ont été réquisitionnés en majorité pour réinsérer les soignants qui ne pouvaient plus exercer. Ces soignants étaient souvent inemployables dans une structure privée, ne pouvaient plus exercer auprès des malades. Ils étaient dans une impasse. Une rapide formation accompagnait ces agents.

Leurs insertions dans une équipe ont été laborieuses. Les agents administratifs ne souhaitaient pas les accueillir, craignant que l'identification au handicap rejaillisse sur eux et qu'on puisse penser que leur travail pour lequel ils avaient eu « une vraie formation », n'en soit dévalorisé. Leur valeur « travail » était ainsi à leurs yeux, dépréciée par la présence de soignants réinsérés et cela pouvait créer de véritables conflits dans les équipes, voire des problèmes de compétence. Notre société aurait vraiment à réfléchir aux formations tout au long de la vie et à la reconnaissance des expériences et des acquis tout au long de la vie.

Un long chemin de connaissance

La vie de l'être humain est faite dès le départ des multiples séparations et coupures qui la constitueront, tout en acceptant l'attachement et la dépendance à l'autre pour sa survie. On appellera cela l'amour. Il s'agit là d'une tragédie toujours actuelle de la vie humaine sur cette terre, puisque comme le dit la chanson, cela se termine mal, en général. La séparation, le changement et les interdépendances seront constants et notre adaptation se devra de l'être aussi, au prix parfois, des regrets, de l'incompréhension, de grandes difficultés à admettre les changements. Le XXe siècle a choisi l'autonomie et l'individualisme et j'ai adhéré à cette idéologie, au féminisme, au droit et à la liberté de disposer de soi, de ne pas se laisser maltraiter par le contexte, par plus fort ou plus intelligent que soi, néanmoins reste la question de l'adaptabilité au contexte social. L'art, précède et aide à la compréhension de ce qui pourrait se révéler difficile à dire et à transmettre. Peut-être que l'âge venant, une réflexion sur le temps de la vieillesse est alors importante. La vieillesse constitue la fin du chemin et elle se trouve bien dévalorisée dans nos sociétés. Il y a peu de moments de la vie où la honte et la culpabilité sont aussi présentes, peur d'embarrasser, de gêner, de se montrer…

Peu de cinéastes se fourvoient dans la production d'œuvres sur une réflexion sur la mort et son chemin. Les fins de vie sont montrées au travers du romantisme ou du réalisme, mais rarement du côté de l'inéluctable. Chacun d'entre nous, entre assignation des places et réalité de l'absurde d'une vie doit se coltiner un jour ou l'autre avec ces paradoxes et cette réflexion. Seul l'amour semble pouvoir apaiser les choses et on ne sait jamais vraiment de quoi il est construit.

Ponette donne son nom au film de Jacques Doillon. Elle a perdu sa mère dans un accident de voiture. La fillette a quatre ans et se trouve confrontée à l'incompréhension des adultes qui l'entourent, qui cherchent désespérément à mettre des mots sur ce qu'ils croient comprendre de l'enfant. L'enfant pleure tout au long du film et entraine le spectateur dans une mélancolie quasi insupportable. Aucun adulte ne semble capable de l'apaiser. Tous, cependant à son écoute, « psychologisent » un peu leur relation à l'enfant et à la mort. Un jour, l'enfant solitaire, part et dans un moment plus allégorique, pathétique, dirige ses pas vers le cimetière où est enterrée sa mère. Sa mère est là, présente et absente.

Elles passent la journée ensemble. En fin de journée, la mère donne à l'enfant un pullover rouge qui lui appartient et qu'elle pourra porter lorsqu'elle aura froid. Elle l'invite à oublier un peu le deuil et à continuer sa vie. Le pullover rouge sera l'objet transmis et emporté pour supporter le froid du deuil. Le film est tellement convaincant que je me suis demandé comment l'enfant avait pu le tourner dans de tels tourments.

Le film *Quartet* a été réalisé par Dustin Hofmann. À Beecham House, une cossue maison de retraite anglaise pour artistes musiciens et chanteurs lyriques retirés de la vie publique, une Diva est attendue. On peut voir que tous les pensionnaires artistes sont quelque peu régressés, occupés principalement par leur égo flageolant d'autant plus difficile à soutenir que les symptômes de la vieillesse témoignent de leurs lassitudes, de pertes de mémoire, de désinhibitions et de petits radotages. Symptômes qui les renvoient peu à peu à la régression et à la condescendance gentille des personnels qui s'occupent d'eux, un peu comme des enfants, y compris la directrice qu'un des pensionnaires tente de séduire, juste pour y croire encore un peu… Ils prêtent à rire, sont touchants, mais sont-ils complètement considérés dans cette phase descendante de leur vie ?

L'arrivée de la Diva va reconstituer un groupe, un quatuor très reconnu auparavant. Ils vont le reprendre pour un gala de charité qui permettra de remettre à flot les finances de l'institution. Ils vont redevenir utiles et retrouver provisoirement une dignité dans les harmonies. Ils redeviennent respectables, se redressent et au-delà de leurs caractères singuliers, reprennent leurs statures d'artistes, ce qui les a unis. L'art et la musique transcendent alors les symptômes et les générations. Les dernières images, dont on ne sait pas exactement s'il s'agit des acteurs ou de vrais protagonistes, les montrent jeunes et soulignent le passage du temps sur tous. Ces photographies disent de ne pas oublier ce qu'ils ont été avant d'être *has been*, qu'il y a peut-être à entendre et à retrouver une harmonie seconde. J'ai été surprise de découvrir les critiques parfois sévères sur ce film, peut-être une question d'âge. Certains critiques disaient leur ennui dans une histoire où il ne semblait pas y avoir d'action. Ce n'est certes pas un blockbuster, mais l'art lyrique et un clin d'œil intergénérationnel constituent une réflexion entre images et humanité.

Dans ce très pauvre village japonais, les personnes âgées se sacrifient pour ne pas peser sur leur famille. Une coutume ancestrale oblige les personnes âgées à mourir l'année de leurs soixante-dix ans. La ballade de Narayama réalisé par Shohei Imamura parle d'un retrait à la vie, celui d'une femme honteuse d'être encore si vigoureuse et en pleine santé, obligée de se mutiler pour faire admettre à sa famille qu'elle n'est plus jeune, malgré les apparences. Un des proches l'emmène à dos d'homme dans une balade poétique à la fois sacrificielle et sublime, jusqu'au Mont Narayama. Poème dans un paysage magnifique, complainte suffisamment tardive dans l'automne pour que la neige accélère froidement les processus d'anesthésie et d'endormissement. Ceux qui ne l'acceptent pas sont désavoués.

Lorsque ma mère est décédée en début d'année, je me suis surprise à m'étonner de ne plus pouvoir parler à cette femme comme je l'avais fait depuis le début de ma vie. Je ne pouvais plus l'appeler et je n'ai effacé son numéro de téléphone que quelques mois plus tard. J'avais déjà eu du mal à effacer les numéros de téléphone de mes frères décédés. Une à deux fois, je me suis surprise à encore appeler leur répondeur, juste pour entendre encore une fois, leurs voix, une dernière fois avant d'accepter les choses. Nos relations avec ma mère n'étaient pas toujours très bonnes, loin de là, mais cette femme-là qui avait conduit mes premiers regards, mes premiers pas, mes premières réflexions, mes premières révoltes n'était plus là, provoquant chez moi à la fois une libération et une grande peine.

Dans les grèves sur le thème de la retraite *universelle*, dans le malaise de l'hôpital, la colère des gilets jaunes, j'entends les enfants de l'underground qui pleurent la perte d'un monde perdu, des enfants qui auraient besoin d'être regardés, reconnus, consolés et entendus pour enfin faire face aux hommes et aux femmes responsables qu'ils sont devenus, pour retrouver l'espoir et le désir d'aimer et le plaisir de vivre, pour accepter de n'être parfois qu'un pion sur l'échiquier. Il y aura peut-être moins de cadeaux sous le sapin écologique des années à venir, bientôt, le sapin ne sera peut-être plus coupé inutilement, mais nous en retrouverons peut-être le sens de la responsabilité et l'acceptation de ce deuil impossible : à terme, le deuil de soi-même et l'ironie du sort. Il nous sera alors peut-être possible de ne pas anticiper notre mort et celles des autres et de pouvoir apprécier le temps présent. Le rêve est toujours possible.

Reprise de la problématique et des hypothèses

Les années 1960 - 2000 ont été une parenthèse enchantée pour l'Europe de l'Ouest avec l'illusion d'une progression linéaire du progrès au travers de nouvelles idéologies populaires, mais les sociétés n'ont jamais été en dehors des discours des maîtres et de l'adaptation des populations à ces discours. Chaque société produit ses inégalités, introduit Thomas Picketty dans son ouvrage *Capital et idéologie*[94], il faut justifier de l'inégalité, une raison à cette inégalité. Nos sociétés judéo-chrétiennes ont rajouté les concepts de culpabilité et de honte aux sentiments d'aliénation et de domination.

L'hôpital public, institution fondée sur l'association conjointe de l'État et de la religion, s'est transformé au fur et à mesure du temps, pour s'intégrer à une économie laïque, libérale et se soumettre à une gestion financière liée à la réalité des coûts et à l'impôt. J'ai longtemps pensé qu'il pourrait y avoir une autre voie, un espace de médiation, une possibilité de dialogue ou de dialectique, de nouvelles illusions partagées entre ceux qui mènent et ceux qui sont menés, ceux qui dirigent et ceux qui obéissent. La réflexion sur la participation ne date pas d'hier, mais il aurait fallu une vraie volonté ou une vraie possibilité pour donner toute sa valeur au terme. Cela n'a jamais fonctionné. À défaut les

[94] Thomas Picketty : Capital et idéologie ; Collection les livres du nouveau monde ; Éditions du Seuil ; Paris ; 2019 - 1197 pages.

idéologies se sont construites entre oublis et traumatismes, faux-semblants et vrais mensonges, pactes de paix et ouverture de conflits. Jamais le monde n'a été juste, toujours le plus fort, parfois le plus barbare a gagné, pourtant le jeu est subtil et un diplomate l'autre jour disait que le faible ne doit jamais être humilié, c'est dangereux pour l'avenir. Je crois qu'un adage dit quelque part, qu'à pères humiliés, fils violents au risque de la répétition et de la violence mimétique.

Nous avons analysé qu'à l'hôpital, la triade administration, soins médicaux et représentation du personnel ne construit pas ou plus une logique structurante et nous n'appréhendons pas encore ce qui pourrait en construire une nouvelle. Les discours politiques restent utiles, celui des oppositions, aussi, resteront à jamais les clivages entre les différents interdits et intérêts organisant la société. Il apparaît même qu'ils peuvent être utiles à la différenciation, aussi injustes soient-ils. En parallèle, c'est une institution qui accueille la part d'humanité de chacun d'entre nous, cette partie parfois sombre, en dehors de l'image, qui compose à la fois notre structure, nos identités, nos symptômes et notre destin. Elle est le réceptacle, le dépôt et la voie de garage de ces complexités.

Il est normal qu'elle aille mal et qu'elle suive les mouvements sociaux, surtout à un moment où une alliance contre nature, celle des sciences et des croyances, accroche les corps organiques imaginaires au réel et édicte les nouvelles subjectivités. Au début des années 2000, les restrictions budgétaires, de personnel se sont additionnées à une politique de réduction du temps de travail, avec un renforcement de la charge de travail sur une journée. Au départ, les modifications d'amplitude horaire hebdomadaire, passant de 40 à 35 heures devaient s'accompagner de recrutements et de réorganisations. Ils n'ont pas eu lieu à la hauteur des vides laissés par les absences créées non seulement par la réduction du temps de travail, mais aussi par les congés maladies, les besoins en formations continues, les jours de récupérations, les congés payés…

Si la loi dite des 35 heures demeure très contestée, elle a permis l'obligation de plages de repos et de sécurisation des soins pour les anesthésistes-réanimateurs et des possibilités d'amélioration de la vie familiale pour des soignants isolés avec adolescents turbulents ou parents âgés et/ou handicapés, ceux avec des charges extérieures lourdes. Elle a permis globalement l'amélioration de l'alternance vie au travail/vie personnelle en laissant des espaces libres pour s'organiser, même si et souvent les jours de congés ne peuvent pas se prendre, faute de remplacement. Ils s'accumulent et permettent à certains soignants de partir à la retraite plusieurs mois avant la date prévue. Ce qui est un avantage acquis mais avantage qui serait peut-être à regarder de plus près, en rapport avec la question de l'épuisement au jour le jour.

Cependant la loi a construit des difficultés de remplacements par défaut de remplacement et d'effectifs trop pauvres. Les remplacements des diverses absences sont fréquemment insolubles pour l'encadrement. Les collectifs indispensables pour tenir, en subissent les conséquences, avec un effet direct, la solitude de soignants qui ne peuvent plus s'appuyer les uns sur les autres, où le besoin de discuter de certaines situations devient impossible. L'exemple le plus flagrant est l'infirmier ou l'aide-soignant de nuit en gériatrie qui doit surveiller entre soixante et cent patients, avec la peur toujours présente de plusieurs décès en simultané, de fugues de patients de plus en plus âgés et perdus ou encore de l'agression de patients déments en crise.

Si on veut que l'institution perdure, l'activité en est fondamentale. Elle est portée par l'aura et la réputation des responsables, les compétences d'une équipe. C'est elle qui apporte une partie du calcul de la dotation financière de l'établissement par l'État. C'est un des paradoxes majeurs de l'hôpital et interpelle forcément sur la question. Je me rappelle ce CHSCT, où le directeur, qui était par ailleurs très humain, déplorait une faible activité dans le service de réanimation pédiatrique, en oubliant qu'un service de réanimation pédiatrique sans enfant dans le coma ou en grande souffrance n'est pas forcément une mauvaise nouvelle, en dehors des équilibres financiers. En cela, l'économie des établissements est particulière. Certains traitements en réanimation, oncologie, recherche, services des greffes sont tellement onéreux que personne ne pourra jamais les financer en dehors d'une volonté politique.

L'activité doit être organisée. Réguler l'activité par l'organisation du travail est essentielle à la fois pour atténuer les angoisses dont nous avons parlées plus haut, celles des patients assujettis à de trop longs temps d'attente ou aux stress des examens et interventions, celles des personnels ayant à réaliser une somme importante d'actes techniques à risque dans un temps donné. L'organisation est même devenue un leitmotiv. Militaire, elle contient le cadre, envers et contre tout, comme nous avons pu le comprendre au moment de la crise qui sévit encore en ce moment en France. Elle est le noyau dur de l'évolution et de l'étayage des soignants. Au cours du temps, cette organisation ne semble pas vraiment s'être modifiée, même si les conditions de travail se sont quand même, globalement, améliorées. Elle répond aux besoins d'une structuration fréquemment répétitive et rigide pour sécuriser les soins par l'automatisme et la répétition des gestes. Seules les conditions d'hôtellerie se sont beaucoup modifiées avec des chambres seules, des collations plus adaptées et encore, les téléphones, la télévision et bien sûr, les techniques de soins et une prévention toujours plus présente et attentionnée de la douleur. Cependant, peu importe que l'hôpital soit central ou subdivisé en plusieurs établissements avec des fonctionnements propres, l'architecture et l'immobilier n'en sont pas les seules évidences, même si cela dit quelque chose de l'underground.

Nous avons évoqué les modifications des horaires en douze heures à la place des deux fois huit heures matin/soir, conversion mise en œuvre pour économiser du personnel avec le principe d'une seule infirmière (au lieu de deux) coordonnant à la fois une équipe, une organisation et la communication avec les familles sur une seule journée de travail. Bien qu'il fût dit que des besoins de réorganisations auraient lieu avec le changement d'horaires, jamais elles n'ont eu lieu, dans la réalité des habitudes prises. J'ai observé que les infirmières de gériatrie, pour tenir, certains jours face au risque de surcharge mentale, s'accrochaient à leurs chariots de distribution de médicaments. Il y avait quatre à cinq distributions de médicaments par jour. Ces temps de distribution de médicaments étaient considérés comme indispensables et indiscutables, sur prescription. Dans les seuls points négatifs qu'elles acceptaient de discuter, il y avait la solitude, l'absence d'une autre infirmière sur laquelle elles pourraient s'appuyer lorsque les doutes ou l'ennui de la répétition apparaîtraient.

Les blocs opératoires et les services d'imagerie médicale, cependant, ont du largement rouvrir leurs amplitudes horaires pour opérer et travailler plus longtemps. Ces derniers, plus techniques s'en sortent souvent bien mieux que leurs collègues des unités de soins, protégés par une société qui croit en la science et en la technologie. Ils sont plus dans *l'air du temps*. Les autres métiers font l'objet depuis plus d'une vingtaine d'années d'incessantes restructurations et réorganisations, en particulier, la biologie. Ils sont vraisemblablement les variables d'ajustement entre personnels internes ou à externaliser, choix stratégiques entre faire entrer de l'argent ou ne pas en dépenser trop. Le fait que l'hôpital soit une organisation prenant en compte, par une organisation articulée autour d'un double leadership, soumise à un équilibre financier, à l'obligation de résultats, sera toujours plus onéreuse que les moyens réels attribués. Ce prix réel à payer, celui de la demande de reconnaissance de l'impossible à être, demande son supplément d'un dû que nous avons tenté d'appréhender.

L'hôpital est organisé en instances, commissions centrales ou locales, comité hygiène, de sécurité et des conditions de travail, comités médicaux…où se rejoue souvent la désignation de qui parle et de ce qui est parlé. La répartition des pouvoirs se joue dans ces espaces intermédiaires sachant que de plus en plus, les décisions se prennent à l'écart de ces groupes institués. De fait, il y a une première strate politique, administrative, médicale, puis une deuxième strate administrative et médicale de pôle. Le nombre le plus important reste les personnels soignants infirmier (e)s et aides soignant (e)s des unités de soins, avec un taux de confiance élevé de la part des familles et des patients, même si ces derniers peuvent être très attaquants par crainte et manque de confiance dans le système. La ligne médicale n'est pas, contrairement à ce que l'on pourrait croire, la hiérarchie directe des soignants. Ils dépendent de l'encadrement administratif qui verse les salaires et de l'encadrement soignant qui organise les soins. Les médecins n'ont pas la main sur les Ressources Humaines, les deux lignes hiérarchiques étant strictement séparées sur ce sujet. Ils se concertent au moment des recrutements dans le meilleur des cas. C'est dire les possibilités de conflits pour un recrutement qui n'aurait pas l'assentiment de l'une ou de l'autre des parties.

Les pôles d'activités médicales sont apparus dans les années 1990 et ont encore complexifié l'organisation du pouvoir en rajoutant des strates de directeurs administratifs et médicaux à ce qui existait déjà dans les seules unités de soin. Les liens du couple médecin-directeur se sont peu à peu fragilisés, étant donné leurs différences de positionnement autour du patient/client et de l'hôpital-entreprise. Si cet accord n'est pas si franc que ce qui pourrait apparaître, il est probablement beaucoup plus solide que ce qui s'en dit et se montre officiellement.

L'accord des deux donnent le pouvoir et l'un et l'autre ne sont pas prêts à le céder, mais il contient en lui-même ses propres contradictions, ses propres valeurs et intérêts. Certaines directions sont très en empathie avec la notion de service public et sont prêtes à le servir avec dévouement et obéissance, une obéissance aveugle, même s'ils déplorent les conséquences de leurs propres managements. Parfois, ils ne croient pas eux-mêmes dans les bénéfices de managements, dont ils appliquent plus ou moins fidèlement les process, plus ou moins à contrecœur. Néanmoins, une logique ancestrale et la colonne vertébrale de la structure de base restent solides. Cependant, en parallèle à l'organisation, une réflexion sur la distribution du pouvoir s'imposerait pour l'avenir, si l'on veut bien réfléchir à l'avenir de l'hôpital, car là se trouve probablement le nœud gordien de la réflexion. Par définition, le pouvoir est la faculté, la capacité, la possibilité ou la permission de faire quelque chose. Les diverses représentations différencient les notions de vouloir et de pouvoir, de vouloir et de faire, de savoir et de pouvoir réaliser. Il se distribue entre savoirs spécifiques et se rétribue selon les différents paiements avec une prime supplémentaire donnée à la légitimité de la parole et des privilèges en nature divers et variés.

La lutte pour une avancée des droits s'est depuis toujours confrontée au pouvoir et à l'inégalité sociale. L'analyse des paradoxes n'est pas facile à dire mais toujours intéressante à analyser car il y a quelques principes de base indispensables à connaître pour une compréhension des dissensions, entre autres, avoir à l'esprit les trois types de conflits : de personnes, d'intérêts et de valeurs. Ces données fondent le cœur de la connaissance de la dynamique de l'économie et les passions se doivent d'être respectées *à tout prix*, si on ne veut pas tendre du côté de la tragédie. C'est dire la complexité de modifier et de travailler sur l'assignation des places de chacun dans un groupe aussi fortement institué.

La mort reste l'ultime étape de nos vies et l'hôpital s'en occupe à la place de l'Église qui lui a, pour une part, laissé la main. Peut-on continuer à dire que sans la compréhension des origines de l'hôpital dans nos sociétés, il aura du mal à se survivre ?

Si je reprends la question centrale de cet écrit : Quel rôle joue la double articulation de l'histoire des individus sur l'inconscient des cultures et de l'historicité de celles-ci sur l'inconscient des individus à partir du double lien du sujet et de l'histoire du lieu historique et clos de l'hôpital public :

- L'hôpital s'occupe particulièrement, dans un lieu de transit de la liaison somatique et de l'échec du nouage entre histoire, corps et subjectivité. Ceci, pour des personnes affectées, qui paradoxalement tentent de renouer, sans mots dits, dans la maladie, un destin plus personnel, singulier et plus compréhensible pour eux.
- Dans cet espace de re-création, il peut se formaliser une relation miroir et imaginaire, toxique, entre les soignants et les soignés car les deux sont construits de l'essence même de l'humanité et partagent un certain nombre de zones aveugles communes et de croyances inscrites dans les discours des maîtres.
- L'économie du système est complexe et tente d'équilibrer le don et la dette, don de soi improbable et dette sociale incompressible.
- En dehors du symbolique, du spirituel, du religieux, pris au sens de liens idéologiques qui puissent relier

le singulier au collectif de la civilisation, le connu et l'ignoré, le visible et l'invisible, l'hôpital aura du mal à se continuer et à produire économiquement de nouveaux mythes.

Ce seront les articulations entre le social et le médical, le collectif et le singulier, l'idéal et l'acceptation du médiocre, l'usuel et le « pas-fini » qui ne lasseront pas d'interroger.

Il y a quelques siècles, l'idéologie religieuse s'est chargée de l'énigme du sens de la vie. Je ne pense pas que la cytogénétique, la chirurgie ou le tout-numérique puissent la remplacer très facilement. Alors fleurissent de nouvelles idéologies, de nouvelles recherches spirituelles, utopies, illusions, là où l'idéologie même de la laïcité semble échouer. Cette réflexion me semble importante à mener de manière, peut-être écologique, mais il ne sera pas simple d'éviter les écueils des radicalisations pour une logique compréhensible de compromis imparfaits à partager par le plus grand nombre.

On l'aura aussi compris, dans ce lieu, le terme d'idéal reste, au-delà des relations entre les Hommes, le but ultime, la répétition pour atteindre comme dans la chanson l'inaccessible étoile. Si les objectifs des jeunes professionnels semblent viser moins haut, cette perfection reste particulièrement opérante pour les chirurgiens, les anesthésistes, les réanimateurs, les intervenants et professionnels du SAMU, des urgences… ceux, dont on a l'impression qu'ils se confrontent à l'impossible et luttent en corps à corps avec l'inanimé, la vie et la mort. L'idéalisation reste bien présente dans le public pour les infirmières, ces anges blancs, figures à la fois du féminin et du maternel. Ces différents archétypes ont un envers lorsque se dessinent derrière eux les ombres portées de la dépression et de l'épuisement. Les désillusions pourront prendre diverses formes, du détour à l'agressivité, de la violence à l'exclusion.

Les progrès de ces dernières décennies se sont fortement appuyés sur des valeurs de partage et d'un contrat social acceptable. C'est ce qui a construit le progrès et non pas le repli sur une jouissance absolue de la recherche de trésors à amasser pour l'équilibre ou les déséquilibres de quelques-uns. S'il y a de multiples paradoxes conflictuels, ce n'est pas toujours stérile. Il y aura des choix à faire et des vérités à affronter collectivement.

Alors, une conclusion qui n'en est pas une, peut s'écrire...

L'analyse qui se termine là pour un moment, m'a appris le sens profond de la vulnérabilité humaine, un approfondissement de cette étrangeté qui se nomme la vie au singulier et collectivement. Ce texte rend le plus sincèrement possible, hommage à l'ensemble des soignants. Les rencontres que j'ai pu faire à l'hôpital ont été très enseignantes. Il rend hommage à tous mes collègues même si je ne peux éviter une interrogation sur leur abnégation jusqu'au risque absolu, sur ma propre abnégation que j'ai laissé tomber récemment, sur leur demande de reconnaissance là aussi jusqu'à l'absolu, sur leurs certitudes, parfois inébranlables.

À quoi sert l'hôpital, à quoi m'a-t-il servi, embrouillée de ma subjectivité et de mes ressentis ?

Dès l'origine, ce lieu a articulé l'idée de l'intégration corps et âme de ceux qui en faisaient la demande. D'aussi loin que peuvent se soutenir les différentes mémoires des Hommes, cette institution née d'une volonté charitable, lieu clos séparé du quotidien a eu une fonction de transit des marginaux et des tenants des crises individuelle ou organiques. Cependant la pulsion de mort sévit encore et toujours dans ces services à hauts risques de passage à l'acte et peut rattraper un professionnel dans un acte manqué, une erreur, un oubli, une maladresse, une fatigue.

De quoi sont constitués nos héritages ?

Le corps réel n'est pas le corps subjectif qui n'est pas le corps désirant qui n'est pas l'image du corps, qui n'est même pas un simple support des voilements culturels. Une partie du corps ou d'un organe peut n'être regardée que comme de la viande, une partie du corps social peut n'être vue que comme de la masse, inutile, dépensant « *un pognon de dingue* », usant du vocabulaire de notre président[95], têtes à restructurer ou à réorienter et non pas comme des sujets à part entière pouvant participer au fonctionnement du monde.

L'institution, devenue fabrique, ne joue plus vraiment son rôle d'instituer, c'est-à-dire d'inscrire les professionnels dans une culture stable et d'apaiser les angoisses primitives.

- *Nous sommes considérés comme des pions sur un échiquier* » disent les professionnels,
- *Les ressources humaines sont des variables d'ajustement* » répondent les gestionnaires,
- *Nous ne sommes pas des objets* revendiquent les patients.

La rigidité des positionnements empêche la pensée et la liberté des choix, la créativité.

L'analyse du travail à l'hôpital, ne pourra alors se suffire d'une analyse trop rigide et univoque. Elle aura à nuancer et articuler les différentes strates de la pensée intime, du lien social et de la subversion du sujet.

[95] Réunion du 13/06/2018. Le Président de la République déplorait la quantité d'argent mis dans les projets sociaux sans en voir des résultats concrets. La phrase, prise hors contexte peut paraître péjorative, mais il ne faisait que déplorer la situation. L'usage d'un langage familier devant les caméras pouvait laisser naître les malentendus.

Est-ce que les nouvelles organisations inscrites dans un système libéral en évolution, voire en déclin, pourront recouvrir l'archéologie du système pour s'orienter autrement ou faut-il prendre ou reprendre en compte un récit mythique et lequel ?

Pourront-elles continuer l'histoire, si on croit que cette histoire a bien eu lieu ?

Si le service à la personne à l'hôpital définit socialement et administrativement la position de l'agent hospitalier, on est en droit de se demander ce qui fait le substrat de la rencontre entre soignants et soignés et quels symptômes épousent quels autres symptômes pour le meilleur et pour le pire. Quelles sont les défenses les plus adaptées, le plus juste tricotage, tissage de la réalité avec l'impossible pour une ouverture sur la liberté de pouvoir penser quelque chose en dehors de l'inégalité des places revendiquées et des jeux autour des organisations systémiques du pouvoir ? Se posera alors la question éternelle de la reconnaissance entre don de soi et dette sociale, pour le traitement des restes et de la part à l'inconnu.

Épilogue

Tout art, toute recherche, toute action – tout ça qu'est-ce que cela veut dire ?[96]

Ce témoignage, s'il est conforme à mes souvenirs, n'est pas impartial et encore moins certain dans la mesure où il s'agit d'un vécu subjectif d'années professionnelles construit de réminiscences et d'éprouvés tels qu'ils furent et tels qu'ils se sont représentés au moment de l'écriture. Il me semble que ce sont les troubles et les interrogations qui ont fait le lien entre les autres et moi. Néanmoins, je ne souhaitais pas réaliser un travail uniquement lié à des émotions, je souhaitais les mettre à l'épreuve de l'expérience, de lectures, de films et d'émissions de télévisions, d'informations, des discours et des récits, de savoirs partagés par chacun.

Le corpus théorique sur lequel je me suis appuyée n'est pas homogène et ne relève pas d'une seule école, même si l'université Lyon II et la Section Clinique de Lyon, son antenne de Grenoble m'ont étayée et permis doucement, lentement d'extraire différentes hypothèses de la compilation des nombreux savoirs et positionnements idéologiques. Retenues au fur et à mesure de lectures attentives, ces connaissances ne se sont pas structurées autour d'un seul champ théorique, historique,

[96] Lacan Jacques : Encore ; Opus cité ; p.71

philosophique, psychologique, psychanalytique ou politique, car je souhaite que ce texte soit finalement un témoignage éclairé par tous les plaisirs de la lecture, les rendez-vous avec des auteurs qui ont été des enseignants aimables.

Je l'ai déjà dit, je dois une grande reconnaissance à Délia Steinmann, Nicole Tréglia, Jacques Borie, Henri Jacquin et Thomas Burkovic, Georges Gaillard et Albert Ciccone, Qu'ils soient encore une fois remerciés de m'avoir généreusement fait partager leurs enseignements. Cet écrit tente de prouver que j'en ai compris un petit quelque chose.

Je n'oublie pas quelques directeurs, Madeleine Delrieu, Sophie Bonnefoy, Jean-Claude Téoli, Corinne Joséphine, Evolène Muller-Rappart, Marie-Odile Reynaud qui ont été le temps de nos collaborations, eux-aussi enseignants et moteurs de questionnements sur leurs positionnements institutionnels complexes. Qu'ils soient remerciés ici.

Bien entendu, j'ai une pensée pour mes collègues, rivaux parfois et néanmoins amis des services des Conditions de Travail, service Formation, médecins et infirmières des services de Médecine de Santé au Travail, Assistantes Sociales devenues Assistantes du Travail.

Une petite pensée aussi pour les représentants du personnel, nous nous sommes finalement bien entendus et avons collaboré, toujours pour des solutions que nous pensions constructives.

Enfin, j'ai une pensée pour les médecins que j'ai rencontrés. La plupart sont très attentifs à leurs patients et parfois, sans le montrer, inconsolables de ce qu'ils ne peuvent pas faire pour eux.

Un rapide déploiement de la méthode utilisée pour le tissage du fil rouge du texte et l'analyse s'impose.[97]

La méthode de recherche, en elle-même, est inconfortable et peu certaine, mais Descartes[98], lui-même, n'a-t-il pas fait à l'égal de Pascal, un pari. Ne nous dit-il pas qu'il définit le bien par rapport au mal dont il est sûr qu'il existe. Freud, dont j'apprécie l'extrême rigueur méthodologique, en 1915, dans métapsychologie définit les procédés sur lesquels il s'appuiera pour construire le fil de son exposé. Dans ses divers livres, souvent, très souvent, il revient sur la meilleure manière de procéder et c'est toujours intéressant d'en lire la construction et la structuration rigoureuse, émergence d'une pensée inspirée quels que soient les contradictions ou les assentiments. Il n'hésite pas d'ailleurs à revenir inlassablement sur ses incertitudes et réinterroger les concepts.

Si je n'avais pas de plan précis au départ, je savais vaguement ce que je voulais dire. J'ai écrit cette recherche dans une certaine errance, voire une errance certaine. Sur le thème de l'hôpital, j'avançais au fil des mots, des définitions, l'une précédant l'autre, l'autre précisant l'une et dans cette période introspective, le plan, la structure et le sens s'organisaient et se construisaient. Comme une sculpture, d'abord matière brute, l'organisation du texte et la montée en puissance de la signification prenait position

---

[97] André Green : Narcissisme de vie - Narcissisme de mort ; Collection Critique ; Les Éditions de Minuit ; Paris ; 1983 – 280 pages – p.9
... Analyser, c'est soumettre à la masse compacte et souvent confuse des faits – et d'autant plus que l'on aura renoncé à les percevoir sous l'unité apparente du discours – l'épreuve d'une différenciation selon les axes qui devraient révéler une autre composition de l'objet – inapparente celle-là – par où se révèlerait sa nature véritable....

[98] René Descartes : Le discours de la méthode ; Bibliothèque des textes philosophiques ; Librairie philosophique J Vrin ; Paris ; 1970 – 146 pages – pp. 16-21.

avec la vérification d'une construction logique. Je pesais les mots, les phrases. Je les reprenais de multiples fois et recherchais encore une fois leur juste signification, leur juste place dans un chapitre. Puis je lisais le texte comme s'il n'était pas le mien et chaque mot devait résonner clairement dans l'objectif que chaque ligne provoque l'intérêt du lecteur, sa curiosité. Dans le récit, le « *je* » et le « *nous* » se conjuguent, incluant et impliquant le lecteur, cette part « *autre* » que soi-même, part imaginée de celui ou celle à qui on adresse le témoignage. C'est à lui que le texte est dédié finalement.

Un récent départ m'a donné envie d'élaborer les quarante-quatre ans passés au sein de l'hôpital, recrutée pour honorer différentes fonctions qui m'ont permis de le connaître en profondeur. Ce sont mes études à l'université de Lyon II, en psychologie clinique - Formation à Partir de la Pratique (FPP), qui ont été à l'origine de l'apaisement (parfois relatif) trouvé dans des débuts de réponses à des questionnements portés depuis l'enfance. Ce sont mon engagement dans la psychanalyse, ma participation depuis de nombreuses années à la Section Clinique de Lyon et l'antenne de Grenoble appariées à l'École de la Cause Freudienne qui sont probablement le déclencheur de l'envie d'écrire, de partager et de discuter mes expériences, « *de savoir y faire avec* ».

Il est facile de critiquer l'hôpital, cette institution difficilement appréhendable et je ne m'en suis pas privée. Il est beaucoup plus difficile, je m'en aperçois, de comprendre finement ce lieu si complexe, structuré d'une multitude de services, de techniques de pointe, de recherches avancées, mais, lieu de conflictualités inextricables, à la fois liens sociaux et logiques intimes, contradictions entre le dedans et le dehors. En son sein, un nombre important de professionnels très différents, œuvrent au quotidien. Il est l'héritage de récits vieux du Moyen-Âge, voire récits bibliques, récits parfois contradictoires. Doivent advenir des récits plus modernes, encore à écrire.

Dans une pratique professionnelle, j'ai tenté de jouer, mais sérieusement et honnêtement avec le système, toujours dans une tentative d'ouverture d'espaces de compréhension et d'altérité. J'ai parfois tenté de parler aux murs. Je ne sais pas si mes interventions ont toujours été très utiles, elles m'ont beaucoup appris sur le fonctionnement des individus et des groupes.

Pour m'aider dans l'écriture, outre les premiers lecteurs que je ne sais comment remercier pour m'avoir renvoyé leurs impressions, je me suis appuyée sur des auteurs qui ont plus particulièrement déployé un concept relatif aux institutions, aux groupes, aux relations inter-individuelles, au malaise dans la culture et la civilisation, aux émotions contradictoires circulant dans ce lieu. Les noms des auteurs et titres de leurs ouvrages qui ont fait référence font partie de la bibliographie. Je citerai ceux qui ont étayé une pratique professionnelle.

Christian Geffray dont je garde l'hypothèse générale, d'un assemblage de processus inconscients, individuels et collectifs, pour constituer un « nous » dans un discours structuré autour de signifiants résonnant singulièrement pour chaque groupe, chaque équipe.

Je m'appuie depuis longtemps sur la thèse de Georges Gaillard sur la transmission des héritages dans les institutions sociales et de soins. J'en retiens plus particulièrement l'idée d'individus pris dans un scénario individuel et inconscient qu'ils vont rejouer dans la répétition. Les lieux du soin et du social vont faire résonner parfois leur propre histoire familiale et l'assignation des places.

Et, comment ne pas se référer à René Kaës pour les définitions de la crise, de l'espace transitionnel, du groupe et du sujet du groupe ? Il a été mon premier auteur sur la crise.

Comment ne pas accorder sa confiance à Hannah Arendt et Freud pour la compréhension du malaise dans la culture, dans la civilisation, les pulsions à l'œuvre, à Lacan pour les concepts difficiles de jouissance et de symptôme, d'objet et des quatre discours.

Comment se passer de la synthèse de Thomas Piketty pour une indication sur la compréhension des inégalités sociales à l'œuvre au travail, de la toujours présente relation maîtres/esclaves ?

D'après Piera Aulagnier, un travail de mise en représentation suppose un travail primaire de métabolisation de l'objet premier, d'identification, d'autoreprésentation et génère de la liaison par symbolisation, œuvre d'historisation par intégration dans une chaîne de liaison d'une lignée généalogique et dans de la temporalité[99].

« *Sans institutions, le monde ne serait que rapport de forces,*

aucune civilisation ne serait envisageable »,

Eugène Enriquez.[100]

---

[99] Piera Aulagnier : L'activité de représentation, ses objets, son but in La violence de l'interprétation ; Opus cité – 1975 – pp. 25-73.
... Nous avons dit que le propre de chaque processus de métabolisation, mis en fonction par la rencontre entre l'espace psychique et l'espace hors psyché, se définit par la spécificité du modèle relationnel imposé au représentant lui-même....

[100] Eugène Enriquez : Le travail de la mort dans les institutions ; Opus cité ; p. 63.

Remerciements

Ces remerciements vont en premier lieu aux personnes qui ont accepté de lire ce texte, les premières ébauches, prendre le temps de m'en parler, me permettre d'éclaircir les points obscurs, de lever les confusions, de corriger les nombreuses fautes d'orthographe, répétitions qui se glissent malencontreusement dans le récit comme un lapsus et un retour de l'histoire. Je me suis amusée des ritournelles des termes, patients, alliances, personnes et du terme idéal. J'ai plongé dans le dictionnaire des synonymes pour me rendre compte qu'il n'y avait que trois manières de nommer les malades, patients ou clients, peu de termes pour remplacer celui de médecin et si on peut nommer jeune, un jeune, il est plus difficile désormais de désigner les personnes âgées comme des vieux.

Merci donc à Marie-Jo, Anne-Laure, Élisabeth, Nicole, Karine, Françoise. Leur lecture et leurs différents points de vue m'ont été précieux. Je leur ai déjà présenté oralement ces remerciements, mais je les renouvelle ici.

Je remercie également les quatre enseignants de la Section Clinique de Grenoble, en particulier Délia Steinmann, qui ont permis que je puisse présenter cet ouvrage dans le cadre du C.E.R.C.L.E [101] et que je ne me débatte pas trop seule avec mon texte. Que tous les membres du groupe

[101] Centre d'Études et de Recherche en Clinique Lacanienne.

soient remerciés ici de leur accueil bienveillant, de la liberté de pouvoir s'exprimer.

Je n'aurais pu écrire également ce récit, ce témoignage de ma vie professionnelle, sans le soutien amusé de mes enfants et petites filles. La transmission est à l'œuvre. Mais ce livre n'aurait pu s'écrire sans la séparation d'avec l'hôpital et son dernier clin d'œil dans ma vie au départ de ma mère, me faisant reprendre contact autrement avec lui. Je fus la première enfant de ma mère née à l'hôpital, j'ai souhaité faire un métier de soignante, je le quitte avec elle. Je n'aurais pas pu, non plus, écrire ce texte sans les présences affectives, effectives des autres disparus, en souvenir des faillites de mon père et de mes deux frères. Je témoigne alors de toutes les rencontres particulières avec des patients, des professionnels, des personnes aimées, des liens, des défaites toujours plus apprenantes que les victoires, qui permettent de tenir l'espace de l'altérité et de deviner malgré tout que tout cela fut intriguant, parfois pathétique mais passionnant à entendre et à comprendre.

Bibliographie

Anzieu Didier : Créer, détruire ; Collection psychisme ; Éditions Dunod ; Paris ; 273 pages – 1994

Arendt Hannah : La crise dans la culture (1954) ; Collection folio essais ; Éditions Gallimard ; Paris ; 380 pages – 1972

Assandri José R : Les enfants du deuil in Singulière Mélancolie ; Libres cahiers pour la psychanalyse ; n°3 ; Press Éditions ; Paris ; Printemps 2001

Aulagnier Piéra : La violence de l'interprétation ; Collection Le fil rouge ; Éditions PUF ; Paris ; 373 pages – 1975

Ciccone Albert – Ferrand Alain : La violence du soin in Honte, Culpabilité et Traumatisme ; 2e édition augmentée ; Collection psychisme ; Éditions Dunod ; Paris ; 286 pages – 2015

Corbin Alain (sous la direction de) : Histoire du corps ; Tome 2 ; Collection Histoire ; Éditions du Seuil ; Paris ; 462 pages – 2005

Courtin Jean-Jacques (sous la direction de) : Histoire du corps ; Tome 3 ; Collection Histoire ; Éditions du Seuil ; Paris - 547 pages - 2005

Croze André : L'Hôtel-Dieu, des origines à 1900 ; Lyon - 800 pages - Edition originale de 1920

Descartes René : Le discours de la méthode ; Bibliothèque des textes philosophiques ; Librairie philosophique J. Vrin ; Paris ; 146 pages - 1970

Dolto Françoise : Solitude ; Collection Vertiges du Nord ; Éditions Carrère ; Paris ; 533 pages – 1982

Dolto Françoise : L'image inconsciente du corps ; Collection Points ; Éditions du Seuil ; Paris ; 375 pages - 1984

Fessaguet-Fontanet Annie : L'environnement hospitalier : un environnement complexe in Le journal des psychologues ; 2007/9 (n°252)

Foucault Michel : Histoire de la folie à l'âge classique ; Collection TELL, Éditions Gallimard ; Paris ; 583 pages – 1972

Freud Sigmund : Totem et Tabou in Œuvres complètes (1911-1913) ; Psychanalyse ; éditions PUF ; Paris ; 428 pages - 2e édition 2005

Freud Sigmund : Métapsychologie (1915) ; Éditions Folio – Essais ; Paris ; 185 pages – 1968

Freud Sigmund : Essais de psychanalyse (1915-1923) ; Éditions Payot ; Paris ; 277 pages – 1981

Freud Sigmund : L'avenir d'une illusion (1927) ; Bibliothèque de Psychanalyse ; PUF ; Paris ; 4e édition 1976 ; 300 pages

Freud Sigmund (1929) : Malaise dans la civilisation ; Collection Bibliothèque de psychanalyse ; Éditions PUF ; Paris - 107 pages

Fustier Paul : Le lien d'accompagnement – Entre don et contrat salarial ; Collection Action sociale ; Éditions Dunod ; Paris ; 238 pages – 2000

Gaillard Georges : Pensée et généalogie dans les institutions – Entre refus et consentement – Thèse ; Lyon – 13 décembre 2002

Gaulejac (De) Vincent : Les sources de la honte ; Sociologie clinique ; Éditions Desclée de Brouwer ; Paris ; 316 pages – 1996

Geffray Christian : Le nom du Maître ; Contribution à l'anthropologie analytique ; Collection Hypothèses ; Éditions Arcanes ; Paris ; 211 pages – 1997

Girard René : La violence et le sacré ; Collection Pluriel ; Éditions Grasset ; Paris ; 486 pages – 1972

Green André : Narcissisme de vie - Narcissisme de mort ; Collection Critique ; Les Éditions de Minuit ; Paris ; 280 pages – 1983

Henri Alain-Noël, Mercader Patricia (collectif sous la coordination de…) : La formation en psychologie ; Filiation bâtarde – Transmission troublée ; Éditions PUF ; Lyon ; 370 pages – 2004

Kaës René (collectif) : Crise, Rupture et Dépassement (1979) ; Collection Inconscient et Culture ; Éditions Dunod ; Paris ; 324 pages - 1990

Kaës René (collectif) : L'Institution et les Institutions - Études psychanalytiques ; Collection Inconscient et Culture ; Éditions Dunod ; Paris ; 211 pages – 1988

Kaës René (collectif) : Transmission de la vie psychique entre générations ; Collection Inconscient et Culture ; Éditions Dunod ; Paris ; 208 pages – 1993

Kaës René (collectif) : Souffrance et psychopathologies des liens institutionnels ; Collection Inconscient et Culture ; Éditions Dunod ; Paris ; 218 pages – 1996

Kaës René (collectif) : Contes et divans – médiation du conte dans la vie psychique ; Collection Inconscient et Culture ; Éditions Dunod ; Paris ; 232 pages – 2012

King Stephen : Ça (tome 1) ; Le livre de poche ; Edition Albin Michel ; Paris ; 799 pages -1985

Lacan Jacques : La relation d'objet (1956-1957) ; Collection Champ freudien ; Éditions Seuil ; Paris ; 435 pages – 1994

Lacan Jacques : D'un Autre à l'autre (1968-1969) ; Collection Champ freudien ; Éditions Seuil ; Paris 427 pages – 2006

Lacan Jacques : Encore (1972-1973) ; Collection Points ; Éditions du Seuil ; Paris 186 pages – 1975.

Lecaux Jérôme : Affects et passions, comment s'orienter ; Les cahiers de la clinique psychanalytique ; Section clinique de Lyon ; Lyon - Décembre 2019

Leclaire Serge : On tue un enfant – Essai sur le narcissisme primaire et la pulsion de mort ; Collection Points, Éditions du Seuil ; Paris ; 137 pages – 1975.

Legendre Pierre : Le crime du capitaine Lortie ; Traité sur le père ; leçons VII ; Éditions Fayard ; Paris ; 185 pages – 1989.

Maurice Janie : Bruno, mon fils ; Éditions stock ; Paris - 1975

Nierderlander Florence : Alzheimer précoce ; Éditions Michalon ; Paris ; 302 pages – 2019

Picketty Thomas : Capital et idéologie ; Collection les livres du nouveau monde ; Éditions du Seuil ; Paris ; 1197 pages - 2019

Platon : La République ; Éditions GF Flammarion ; Paris ; 507 pages – Edition de 1966

Roussillon René : Agonie, clivage et symbolisation ; Collection Le fait psychanalytique ; Éditions PUF ; Paris – 245 pages – 1ère édition 1999

Rowling J.K. : Harry Potter à l'école des sorciers (Harry Potter and the Philosopher's stone) (1) ; Collection Folio Junior ; Editions Gallimard jeunesse ; Paris ; 302 pages – 1998

Rowling J.K. : Harry Potter et les reliques de la mort (7) ; Éditions Gallimard ; Londres ; 2007

Sami-Ali : Penser le somatique – Imaginaire et pathologie ; Collection psychismes ; Éditions Dunod ; Paris ; 148 pages – 1987

Tisseron Serge : La honte ; psychanalyse d'un lien social ; Collection psychismes ; Éditions Dunod ; Paris ; 196 pages – 1992

Vercoustre Laurent : De quoi souffre l'hôpital, vraiment ? ; Le Point, Internet – 10/04/2016

Vidal Gilles : Négation de l'autre et violence institutionnelle ; L'esprit du temps n°33 ; Champ psychosomatique – 2004

Yzac Adeline : Un repas de famille ; Éditions Lucien Souny ; La Geneytouze ; 202 pages – 2012

Filmographie

- 1973 : L'exorciste – William Friedkin - p.75
- 1983 : La ballade de Narayama – Shohei Imamura – p.153
- 1989 : Le cercle des poètes disparus – Peter Weir – p.64
- 1989 : Né un 4 juillet – Oliver Stone – p.149
- 1995 : Underground – Émir Kusturica – p.62

- 1995 : Ponette – Jacques Doillon – p.153
- 1996 : Ridicule – Patrice Leconte – p.99
- 2001 : AI – Intelligence Artificielle – Steven Spielberg – p.146
- 2003-2010 – Cold Case – Affaires classées – 7 saisons – Meredith Stiehm - p. 176
- 2008 : La Vague – Dennis Gansel – p.64
- 2008 : L'étrange histoire de Benjamin Button – David Fincher – p.131
- 2012 : Quartet – Dustin Hoffman – p.152
- 2017 – 2019 : Au nom du Père – Open the rise - (Herrens Veje) – Adam Price – Saisons 1 et 2 – p. 179
- 2018 : Boy erased – Joel Egerdton – p.135

Émissions télévisuelles

- BFM : Un tournant dans la chirurgie – 15/05/2019 – p.113
- Préault Véronique : Tous enceintes ; France 5 - Sciences et Santé ; 22/08/2019 – p.111
- Les Routes de l'impossible : Tony Comiti Productions, Carrere Group et France Télévisions ; Diffusion à partir du 18 novembre 2007 sur France 5 – p.113

Structures éditoriales du groupe L'Harmattan

L'Harmattan Italie
Via degli Artisti, 15
10124 Torino
harmattan.italia@gmail.com

L'Harmattan Hongrie
Kossuth l. u. 14-16.
1053 Budapest
harmattan@harmattan.hu

L'Harmattan Sénégal
10 VDN en face Mermoz
BP 45034 Dakar-Fann
senharmattan@gmail.com

L'Harmattan Cameroun
TSINGA/FECAFOOT
BP 11486 Yaoundé
inkoukam@gmail.com

L'Harmattan Burkina Faso
Achille Somé – tengnule@hotmail.fr

L'Harmattan Guinée
Almamya, rue KA 028 OKB Agency
BP 3470 Conakry
harmattanguinee@yahoo.fr

L'Harmattan RDC
185, avenue Nyangwe
Commune de Lingwala – Kinshasa
matangilamusadila@yahoo.fr

L'Harmattan Congo
67, boulevard Denis-Sassou-N'Guesso
BP 2874 Brazzaville
harmattan.congo@yahoo.fr

L'Harmattan Mali
ACI 2000 - Immeuble Mgr Jean Marie Cisse
Bureau 10
BP 145 Bamako-Mali
mali@harmattan.fr

L'Harmattan Togo
Djidjole – Lomé
Maison Amela
face EPP BATOME
ddamela@aol.com

L'Harmattan Côte d'Ivoire
Résidence Karl – Cité des Arts
Abidjan-Cocody
03 BP 1588 Abidjan
espace_harmattan.ci@hotmail.fr

Nos librairies en France

Librairie internationale
16, rue des Écoles
75005 Paris
librairie.internationale@harmattan.fr
01 40 46 79 11
www.librairieharmattan.com

Librairie des savoirs
21, rue des Écoles
75005 Paris
librairie.sh@harmattan.fr
01 46 34 13 71
www.librairieharmattansh.com

Librairie Le Lucernaire
53, rue Notre-Dame-des-Champs
75006 Paris
librairie@lucernaire.fr
01 42 22 67 13

www.ingramcontent.com/pod-product-compliance
Lightning Source LLC
LaVergne TN
LVHW011249061026
849535LV00005B/1201
* 9 7 8 2 3 4 3 2 1 4 7 6 4 *